TV홈닥터
더 나은 클리닉

TV홈닥터 더 나은 클리닉

발행일	2023년 11월 29일

지은이	G1방송·성지의료재단		
펴낸이	손형국		
펴낸곳	(주)북랩		
편집인	선일영	편집	윤용민, 배진용, 김다빈, 김부경
디자인	이현수, 김민하, 임진형, 안유경	제작	박기성, 구성우, 이창영, 배상진
마케팅	김회란, 박진관		
출판등록	2004. 12. 1(제2012-000051호)		
주소	서울특별시 금천구 가산디지털 1로 168, 우림라이온스밸리 B동 B113~114호, C동 B101호		
홈페이지	www.book.co.kr		
전화번호	(02)2026-5777	팩스	(02)3159-9637

ISBN	979-11-93499-50-4 03510 (종이책)		979-11-93499-51-1 05510 (전자책)

(주)북랩 성공출판의 파트너

북랩 홈페이지와 패밀리 사이트에서 다양한 출판 솔루션을 만나 보세요!

홈페이지 book.co.kr • **블로그** blog.naver.com/essaybook • **출판문의** book@book.co.kr

---

작가 연락처 문의 ▶ ask.book.co.kr

작가 연락처는 개인정보이므로 북랩에서 알려드릴 수 없습니다.

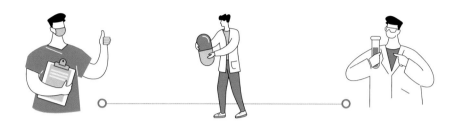

의료 전문가들이 직접 풀어낸 건강 비법 45

TV홈닥터
더 나은 클리닉

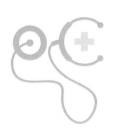

G1방송 · 성지의료재단

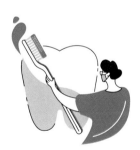

북랩

머리말

늘 저에게 병원은 생명을 다루는 엄숙한 공간이기 이전에 평범한 사람들의 일상을 지켜내는 생활의 공간이었습니다. 누구나 언제든 편안하게 찾아올 수 있는, 동네 찻집 같은 병원을 꿈꾸게 된 건 그 때문인지도 모르겠습니다. 그렇게 의료 현장에 함께하게 됐고, 병원과 인연을 맺은 지 30여 년이 지났습니다.

그사이 현대의학은 나날이 발전하였고 일상에서 병원의 역할은 점점 더 커졌습니다. 생명을 연장하거나 끊어진 숨을 이어 붙일 수도 있고, 수술 없이 환자를 일상으로 돌려보낼 수도 있게 되었습니다. 병을 예방하고 고치고 생명을 살리고… 참 고마운 일입니다.

하지만 건강은 누구도 장담할 수 없고, 여전히 인간이 감당할 수 있는 영역 너머의 변수와 싸워야 합니다. 병원은 아직도 많은 이들에게 두렵거나 불편한 곳, 가까이하기엔 거리감이 느껴지는 그런 곳입니다.

G1방송과 함께 'TV홈닥터 더 나은 클리닉'이라는 프로그램을 기획하게 된 건 병원에 대한 인식을 조금이나마 바꾸고 싶어서 였습니다. 대부분의 질병은 환자 개인의 환경이나 유전적 요인 외에도 문화나 주거 환경과 같은 사회·경제적인 문제와 연결된 경우가 많습니다. 또 얼마나 초기에 발견했는지, 대응을 잘했는 지에 따라 결과가 달라집니다. 초고령 사회에 접어들면서 병원 의 역할도 점점 다양해지고 있습니다. 의료 서비스는 물론, 간 병이나 재활치료와 같은 일상 돌봄, 배식이나 육아와 같은 복지 의 영역까지 그야말로 지역을 품고 돌보는 역할이 요구되고 있 습니다.

성지의료재단이 원주를 중심으로 지역의 건강은 물론 일상을 돌보고 품는 곳이기를 바랍니다. 많은 이들이 이곳에서 크고 작 은 질환을 예방하고 치료받으면서, 위로받고 치유될 수 있기를 바랍니다. 아픈 이들에겐 따뜻한 위로와 이겨낼 수 있다는 용기 를, 건강한 이들에겐 행복을 처방할 수 있는 곳이기를 꿈꿉니다.

그 첫걸음으로, 많은 이들에게 편안하게 다가가고 싶은 마음으 로 이 책을 출간합니다. '생명과 건강'이라는 같은 고민을 안고 사는 모든 이들에게 편안하게 들춰볼 수 있는 교양서로 삶에 작 은 보탬이 되기를 바랍니다.

의료법인 성지의료재단 성지병원 이사장

안재홍

사랑과 의술을 실천하는 우리 성지병원이 강원특별자치도 대
표 방송 G1과 인연을 맺은 지 어느덧 네 번째 해를 맞았습니다.
2021년 4월 26일 'TV홈닥터 더 나은 클리닉' 첫 방송을 시작으
로 100회가 넘는 방송을 준비하면서 그동안 성지병원 500여 명
의 임직원 및 의료진은 강원특별자치도민에게 더 유용한 의학
정보를 알기 쉽게 전하기 위해 G1방송 제작진들과 머리를 맞대
고 고민해왔습니다.

　여러 매체를 통해 건강 관련 이슈와 정보가 쏟아지는 시대입니
다. 저희는 광범위한 의학 정보를 한데 집약하여 정확하고 신뢰
할 수 있는 객관적 자료를 근거로 방송을 전하고자 노력해왔습
니다. 또한 건강은 모두가 누려야 할 권리이기에 더 많은 사람의
건강 증진을 목표로 다양한 주제를 선택하여 더욱 쉽고 즐겁게
이로운 시간을 만들고자 매진했습니다. 방송이 나간 후 더 알고
싶은 부분에 대한 요청들은 다음 회차에 나갈 수 있도록 준비했

고, SNS나 동영상 공유 사이트 등을 통해 방송분을 쉽게 접할 수 있도록 해왔습니다.

사실 그동안 저를 포함한 30여 명의 전문의들은 어떻게 하면 더 좋은 의학 정보를 도민들에게 방송으로 전달해드릴 수 있을지 준비하면서 더 많은 연구와 공부 등을 하게 되었습니다. 부담은 좀 되었지만 환자들과 더 나은 소통에 큰 도움이 되었음을 고백하지 않을 수 없습니다. 여기에 더해 그동안 방송된 내용 가운데 꼭 필요한 의학 정보나 상식들을 모아 늘 곁에 두고 핸드북처럼 찾아보실 수 있도록 한 권의 책을 출간하게 되었습니다.

최근 로봇 수술이나 첨단 의료 장비들이 속속 연구·개발되는 등 경험해보지 못한 빠른 속도로 의료 환경이 변화하고 있습니다. 도민 여러분이 급변하는 의료 환경 속에서 의료계의 흐름을 놓치지 않고, 유익하고 실속 있는 정보를 쉽게 전달받을 수 있도록 G1방송 제작진들과 함께 프로그램 제작에 더 큰 노력을 기울이겠습니다.

저희 성지병원이 강원특별자치도를 포함해 중부권의 명실상부한 의료기관으로 거듭날 수 있도록 아껴주시는 모든 분과 강원특별자치도민께 이 책을 선물처럼 드리고 싶습니다. 끝으로 그동안 TV 출연 부담을 떨치고 정성을 다해준 성지병원 전문의들과 G1방송 제작진들에게 다시 한번 감사 인사를 전합니다.

의료법인 성지의료재단 성지병원장

차례 ———————————————————————————

제2부
신경외과 / 외과

제3부
내과

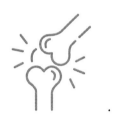

제 1 부

관절 / 척추

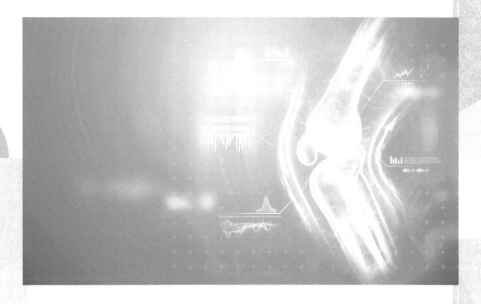

한번 손상되면 회복이 어렵다

퇴행성 무릎 관절염 degenerative arthritis

— 김태우 —

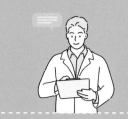

우리가 자주 사용하는 말 중에 '나이가 들면 뼈마디가 쑤신다', '비가 오면 뼈마디가 아프다'라는 표현이 있습니다. 여기서 뼈마디는 뼈와 뼈가 맞닿아 연결되는 곳, 즉 관절을 의미하죠.

무릎 관절의 퇴화는 왜 진행될까요? 무리를 덜 주고 오래 사용할 수 있는 방법은 없을까요?

무릎 관절을 지키는 똑똑한 실천법을 알아봅니다.

Q.

'퇴행성 무릎 관절염'이란 무엇인가요?

📝 '연골의 탈락', '연골의 변성'이라 말하며 무릎 연골이 닳아 생기는 질
병입니다.

A.

무릎 관절염은 노년층에서 가장 흔한 퇴행성 질환 가운데 하나
인데요. 어떤 뚜렷한 외상이 없더라도 무릎 관절을 반복적으로
사용하는 습관이나 여러 유전적 소인에 의해 나타나는 변화입니
다. 연골의 탈락, 연골의 변성이라고 말하며 쉽게 말해 무릎 연
골이 닳아서 거의 없어지는 질병이라고 볼 수 있겠습니다.

Q.

노년에 흔히 찾아오는 질병이라 이해하면 될까요?

A.

노년층에서 유병률이 높다고 할 수 있겠죠. 젊은 나이에도 무
리하고 격한 운동 등으로 무릎을 과도하게 사용했다면 관절염의
원인이 될 수 있지만, 나이가 들면서 관절이 약해져 통증이 발생
하는 관절염의 형태로 찾아오는 경우가 많습니다.

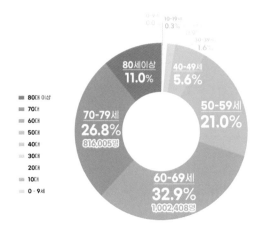

퇴행성 무릎 관절염 연령별 분포
출처: 건강보험심사평가원, 2019

Q.

흔하게 나타나는 증상은 무엇인가요?

A.

가장 흔한 증상은 많이 걷거나 서 있을 때 다리가 붓고 아픈 것입니다. 평지보다는 내리막길이나 계단을 내디딜 때 더 많은 스트레스가 무릎에 작용하기 때문에 그럴 때 통증을 호소할 수 있습니다.

아무래도 오르막길보다는 내리막을 걸을 때 본인 체중 몇 배 이상의 무게가 실리므로 통증이 심하고 일반적으로 '내리막길이 더 안 좋다'라고 알려져 있습니다.

Q.

퇴행성 무릎 관절염과 증상이 비슷해서 혼동할 수 있는 질환이 있나요?

A.

관절염과 비슷하게 무릎 통증을 일으키는 질환이 있는데요. 대표적인 것이 '척추관협착증'입니다. 척추관협착증은 요추 4, 5번 사이 신경에 가장 많이 생기거든요. 요추 4번 신경이 지배하는 부분이 무릎 안쪽이고요. 5번 신경은 허벅다리 뒤쪽부터 무릎 바깥쪽으로 지나가는 경우가 많습니다. 때문에, 5번 요추와 관련된 '척추관협착증', '허리 디스크'도 무릎 관절염과 비슷한 무릎 바깥쪽 통증을 호소하게 됩니다.

> ※ 척추관협착증(Spinal stenosis): 어떤 원인으로 척추 중앙의 척추관, 신경 근관 또는 추간공이 좁아져서 허리와 다리에 복합적인 신경 증세를 일으키는 질환

Q.

퇴행성 무릎 관절염의 원인과 이 병을 유발하는 나쁜 습관에는 무엇이 있나요?

A.

① 쪼그려 앉기: 쪼그려 앉는 경우 무릎 관절의 하중은 체중의 9배

② 양반다리: 하체의 혈액순환 저하로 무릎 관절에 산소와 영

양분 전달 방해

③ 짝다리 짚는 습관: 한쪽에만 체중을 실어 해당 무릎 관절을 압박하고 손상시킴

Q.

퇴행성 무릎 관절염 진단, 어떤 치료가 필요한가요?

A.

치료의 선택지를 한 가지로 단정 지어서 말씀드리기는 매우 어렵습니다. 크게는 보존적 치료와 수술적 치료로 나누어 볼 수 있고요. 보존적 치료는 나쁜 자세나 운동 활동 등에 변화를 주는 생활 습관 개선에서부터 진통 및 항염(염증 억제) 작용을 가진 약물을 투입하는 경우 등이 있습니다. 또, 수술적 치료는 비수술적 치료 방법에도 불구하고 호전이 없을 때 시행되고요. 많이 알려진 인공관절 수술을 비롯해 관절 내시경 등 여러 가지 방법이 있습니다.

보존적 치료	① 생활 습관 개선 ② 진통 및 항소염제 등 약물요법 ③ 운동 및 물리치료
수술적 치료	① 관절 내시경적 수술 ② 근위 경골 절골술 ③ 인공관절 치환술

Q.

퇴행성 무릎 관절염은 여성 환자 비중이 높은 편인가요?

A.

맞습니다. 여러 가지 원인이 있겠지만, 여성분들은 폐경이라는 삶의 변화를 겪게 되는데요. 폐경이라는 것이 에스트로겐이라는 여성호르몬이 줄어드는 것을 의미하거든요. 에스트로겐은 우리 몸에서 인대라든지 이런 것들을 부드럽게 하는 역할을 합니다. 그런데 폐경을 겪으면서 이러한 부드러운 작용들이 이뤄지지 않아 아무래도 여성분들이 퇴행성 질환을 더 많이 호소합니다. 또한 집안일을 하면서 무릎 등의 관절을 자주 사용하는 것도 발병률을 높이는 원인 중 하나입니다.

Q.

무릎 관절, 평소 관리는 어떻게 해야 할까요?

A.

관절염을 늦추거나 예방하기 위한 방법으로 두 가지를 설명해 드리는데요.

첫 번째로 일단 체중 부하를 줄여야 합니다. 그래야 무릎 관절이 받는 스트레스를 덜어줄 수 있겠죠. 내리막길이나 계단을 이용하는 일을 삼가시는 것도 도움이 됩니다.

두 번째는 무릎 관절 주변 근육 강화입니다. 무릎 관절이 받아야 하는 스트레스를 근육으로 분산시키는 방법인데요. 무릎 주변 근력이 튼튼해지면 관절에 보조기를 착용한 것 같은 역할을 근육이 대신해줄 수 있습니다.

Q.

평소 무릎 관절염 관련 속설이 다양한데요. 대표적으로 관절통은 날씨의 영향을 받나요?

A.

맞습니다. 날씨의 영향을 받을 수밖에 없습니다. 날씨는 기압(고기압, 저기압)의 영향을 받는데요. 무릎 관절 역시 기압, 습도, 온도 변화와 같은 환경의 영향을 받습니다. 아무래도 추운 날씨는 우리 무릎의 인대라든지 관절을 강직시키거든요. 강직되면서 부드러움을 잃게 되겠죠. 그러면서 무릎 활동을 매끄럽게 하는 윤활액의 제공도 자연스레 떨어집니다. 그래서 관절염이 있으면 겨울에 더 심한 통증을 느끼게 되는 경우가 많고요. 어르신들이 '관절이 아픈 걸 보니 비가 오려나?' 말씀하시는 것은 어느 정도 과학적이고 신빙성이 있는 말이 되겠습니다.

Q.

관절염 치료제는 한번 복용하면 쉽게 끊을 수 없나요?

🥄 장기 투여할 수밖에 없지만, 개선 결과에 따라 약을 줄이거나 끊을
수도 있습니다.

A.

관절염이라는 게 퇴행성입니다. 쉽게 말해서 잠깐 앓고 끝나는
병이 아닙니다. 치료보다는 관리의 개념으로 생각해야 하는 질
병이죠. 그렇다 보니까 관절염 약을 장기간 복용해야 하는 경우
가 있는 것은 사실입니다. 하지만 여러 원인에 의해서 관절염이
온 경우라면 그 원인을 해결하는 것만으로도 약을 줄이거나 끊
을 수도 있습니다.

S' Doctor Says

관절염 치료제, 작용이 있으면 부작용도 있습니다.

환자의 대부분이 부작용이 없는 약을 원하시는데 의사 입장에서 부작용이 없는 약은 없어요. 작용이 없는 약은 부작용도 없겠죠. 어느 정도 진행된 관절염에서는 먹는 약으로 삶의 질이 좋아지는 경우가 많지 않기 때문에 오히려 부작용만 더 심하게 발생한다고 하면 굳이 그 약을 드실 필요는 없겠죠? 다른 치료 방법을 전문의와 상의하는 게 좋겠습니다.

 TV홈닥터 더 나은 클리닉 '퇴행성 무릎 관절염' 편 방송 이야기가 궁금하다면?

무릎 관절 치료의 끝,
인공관절의 최적 시기는?

무릎 인공관절 artificial knee joint

— 김태우 —

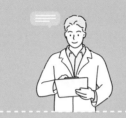

초고령화 사회로 진입하면서 퇴행성 질환의 발병률이 점점 높아지는 추세입니다. 그 가운데 무릎 관절염은 노년의 삶을 힘들게 하는 질병 중 하나로 꼽히는데요.

다리 건강을 지키고, 두 발로 건강하게 걸을 수 있는 노년의 삶을 실현하기 위해 많은 환자가 '무릎 인공관절 수술'을 선택하고 있습니다.

무릎 인공관절 수술은 과연 언제, 어떤 기준으로 선택해야 하는 걸까요?

Q.

'무릎 인공관절 치환술'이란 무엇인가요?

🥄 손상된 무릎 연골과 골조직을 제거한 후 인공관절을 삽입하는 수술
   입니다.

A.

무릎 인공관절 치환술이라는 것은 무릎 관절이 일상생활을 하
기 힘들 정도로 많이 손상되었을 때, 더 이상 무릎 연골과 관절
기능을 기대하기 어려울 때 말 그대로 인공관절로 역할을 바꿔
주는 방법입니다.

Q.

인공관절은 무엇으로 만드나요?

🥄 손상 연골과 뼈를 대신해 금속 보형물과 플라스틱 충전물을 삽입
   합니다.

A.

손상된 무릎 연골과 뼈를 대신해 삽입되는 인공관절은 금속 재
질의 보형물로 되어 있습니다. 넓적다리뼈와 정강이뼈에 삽입한
금속 보형물이 서로 부딪히지 않도록 사이에 폴리에틸렌(플라스
틱) 보형물을 구성합니다.

Q.

무릎 인공관절 수술은 최대한 미룰수록 좋다고 하는데요. 최적의 시기는 언제인가요?

A.

아무래도 인공적으로 만든 물체이다 보니까 평생 쓸 수 있는 것은 아닙니다. 수명과 연관되어 있어서 '최대한 미루면 미룰수록 좋다'라는 말이 나오는 겁니다. 인공관절의 수명을 고려하여 65세 이하에서는 상당히 제한적인 경우에만 시행하고요. 그 이상의 경우에는 삶의 질이 비수술적 방법으로 호전되지 않을 때 시행합니다.

Q.

어떤 분들이 수술 대상이 될까요? 수술 전에 하는 치료는 무엇인가요?

A.

① 퇴행성 관절염 환자
② 류마티스 관절염 환자
③ 외상 후 퇴행성 관절염 환자

무조건 수술적 치료를 시행하지는 않습니다. 관절염의 원인을 해결하기 위한 비수술적 치료를 먼저 시작하는데요. 첫 번째는 약물치료입니다. 연골이 닳아서 이를 이물질로 인식하는 면역기관의 염증 반응이 통증의 주원인이기 때문에 여러 가지 진통소염제로 치료합니다. 두 번째는 주사치료입니다. 연골주사라고 불리는 관절 윤활제가 관절염의 진행이나 통증 완화를 돕기도 합니다. 그밖에 물리치료나 체중 부하가 없는 운동을 선택하여 관절염을 예방하고 악화를 방지합니다.

Q.

인공관절 수술의 치료 목적은 무엇인가요?

A.

좁은 범위에서는 환자의 통증 감소, 무릎 기능의 향상입니다. 하지만 치료의 목적을 조금 더 넓게 본다면 환자가 일상에서 누리는 삶의 질을 높여주는 것이지요. 특히 관절 치료를 길게 받은 환자일수록 대부분 우울증 성향이 나타나게 되는데요. 이 또한 치료를 결정하는 요소가 됩니다.

Q.

어떤 환자들이 있나요?

A.

일명 'O다리'가 심한 환자분이 있습니다. 이런 경우는 뼈와 뼈의 변형도 심하지만 무릎 인대도 외측은 많이 늘어나게 되고, 내측 인대는 좁아질 수밖에 없어서 환자 대부분이 O다리가 되면서 다리가 쭉 펴지지 않는 상태가 됩니다. 제 환자 사례 역시 다리가 펴지지 않아 고통을 겪고 있었는데요. '인공관절 전치환술'을 통해 개선되었습니다.

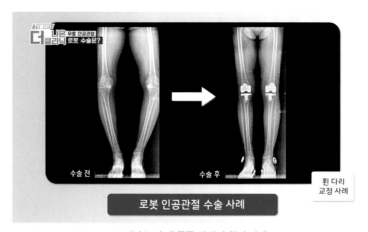

일명 'O다리' 무릎 관절염 환자 사례

Q.

무릎 인공관절 치환술의 종류와 차이점은 무엇이 있나요?

A.

일반적으로 시행하는 것이 '전치환술'입니다. 무릎 전체 관절을 인공관절로 완전히 치환하는 것을 말하는데요. 어느 한 구획

만 손상된 경우에는 부분적으로 치환술을 시행할 수도 있습니다. 만약 주변 인대의 상태가 좋으면서 한쪽에만 퇴행성 관절염이 있는 경우에는 '부분치환술'을 선택할 수 있죠. 부분치환술은 상대적으로 나이가 젊은 분이 시도할 때 장점이 많습니다.

Q.

최근에는 로봇이 인공관절 수술을 돕고 있다고요?

🗨 무릎뼈의 절삭 과정에서 오차 발생 가능성을 줄이기 위해 로봇 수술을 도입하고 있습니다.

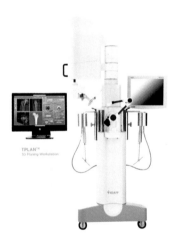

인공관절 수술 로봇 'T-솔루션'
출처: 성지병원

A.

　로봇 수술은 왜 도입되었을까요? 수술 과정을 살펴볼 필요가 있습니다. 인공관절 수술은 여러 단계를 거쳐 진행되는데요. 첫 단추가 무릎뼈의 절삭입니다. 뼈를 자르는 것은 두 가지 측면에서 중요합니다. 첫 번째가 정렬입니다. 다리의 각도를 똑바로 만들기 위해서 인공관절을 삽입할 때 절삭면을 내 몸의 수직 방향으로 자르는 것이 중요합니다. 두 번째로는 무릎을 굽혔다 폈을 때 정확한 인공관절의 간격을 유지하는 것이 중요합니다. 그래야 무릎을 굽혔다 폈을 때 한쪽으로 치우침이나 회전 없이 환자들이 편안함을 느낄 수 있습니다. 과거 손 수술로 무릎뼈의 절삭면을 결정할 때는 오차가 많이 발생할 수밖에 없다는 한계가 있었습니다. 그런 한계를 CT와 컴퓨터 기술 및 여러 가지 제어 기술, 센서 등 수술 로봇으로 오차를 줄인 것이죠.

Q.

로봇 인공관절 수술 과정은 어떻게 되나요?

A.

　① CT 촬영: 환자의 하체 전체를 CT 촬영하여 최적의 각도를 계산

　② CT 3차원 모델링: CT 촬영으로 얻어진 결과를 컴퓨터에 입력

　③ 관절 삽입 시뮬레이션: 환자의 CT 촬영 정보와 3차원 정보

를 일치시키는 과정 진행

④ 로봇 수술: 로봇암의 절삭기를 통해 무릎뼈 절삭 진행

로봇은 수술의 첫 단계인 뼈 절삭 과정까지 참여하며, 수술을 전반적으로 이끌어가는 것은 집도의의 몫입니다.

Q.

수술 후 관리는 어떻게 해야 할까요?

A.

수술 후 낙상하게 되면 수술받은 무릎에 손상이 가해져 2차 수술이 필요한 경우가 발생합니다. 낙상사고 방지와 외상을 당하지 않도록 특히 주의해야 하고요. 현재 인공관절 수명은 약 90%가 15년이 지나도 정상적으로 움직이고 있습니다. 하지만 건강에 신경 쓰고 꾸준히 관리해야 인공관절의 수명을 연장할 수 있다는 것을 유념하셔야 합니다.

S' Doctor Says

사명을 갖고 최고의 의술로 보답하겠습니다.

인생에서 모두가 인공관절을 경험하는 것은 아니겠죠. 당연히 무섭고 걱정도 많이 되실 겁니다. 하지만 저희 의사들이 인공관절 수술의 성공률을 높이고 부작용을 없애기 위해 치열하게 노력하고 있습니다. 그것을 알아주시고 너무 걱정하지 마시고요. 건강한 관절로 다시 젊음을 되찾으시길 바랍니다.

 TV홈닥터 더 나은 클리닉 '무릎 인공관절 수술' 편 방송 이야기가 궁금하다면?

로봇 활용 무릎 인공관절 수술, 얼마나 발전했나?

— 박경준, 김태우 —

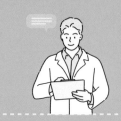

무릎 관절염의 최후 치료 방법으로 인공관절 삽입 수술을 선택하게 되는데요, 연간 7만여 명(건강보험심사평가원, 2020년 조사)이 넘는 환자가 인공관절 수술을 받고 있으며, 수술실에서 의료진과 함께 인공관절 영역을 담당해온 것이 바로 인공관절 수술 로봇입니다.

로봇이 도입되면서 다양한 수술의 변수를 줄이고 유연한 대처가 가능해졌다고 하는데요. 우리나라의 로봇 인공관절 수술, 얼마나 발전했을까요?

Q.
무릎 인공관절 수술을 받는 환자는 얼마나 되나요?

A.
건강보험심사평가원의 2021년 통계 자료에 따르면, 한 해 병원을 찾는 퇴행성관절염 환자 수가 290만 명에 이르는 것으로 조사됐습니다. 증상이 심각해 인공관절로 바꿔야 한다는 진단을 받은 것은 주로 65세 이상 노년의 여성들이 많은 편이고요. 매년 7만 명이 넘는 환자가 '무릎 인공관절 치환술'을 선택하고 있습니다.

인공관절 치환술(무릎) 환자
2017년 　6만 6800명
2021년 　7만 2244

무릎관절증 진료 환자
2017년 　279만 6525명
2021년 　289만 6958

무릎 관절염 환자와 인공관절 치환술 환자 비율
출처: 건강보험심사평가원 통계

Q.

최근 무릎 인공관절 수술에 로봇을 도입하는 사례가 늘고 있는데요. 수술 방식에는 어떤 유형이 있나요?

A.

환자의 하지(다리)를 모두 CT로 읽은 후 정확한 뼈의 모양을 가지고 가상수술을 시행하여 최적의 인공관절 위치 및 크기를 결정합니다. 이렇게 결정된 데이터 입력치에 따라 로봇이 자동으로 절삭하는 유형과 의료진이 로봇팔을 제어하며 절삭하는 유형이 있습니다.

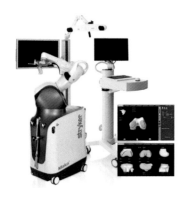
마코 스마트로보틱스

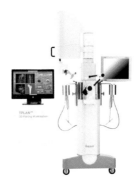
T-솔루션

출처: 성지병원

Q.

최신 로봇(마코 스마트로보틱스) 인공관절 수술의 진행 과정은?

A.

다음과 같은 과정으로 이루어집니다.

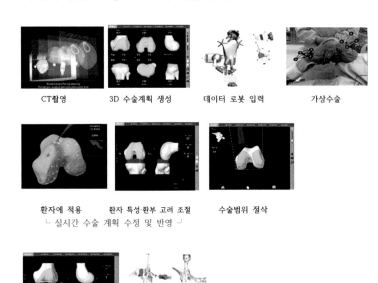

CT촬영　　3D 수술계획 생성　　데이터 로봇 입력　　가상수술

환자에 적용　　환자 특성·환부 고려 조절　　수술범위 절삭
└ 실시간 수술 계획 수정 및 반영 ┘

인공관절 간이 삽입 및 수정 후 투입

최신 로봇 인공관절 수술 과정
출처: 성지병원

　　먼저 환자의 하지(다리)를 모두 CT로 읽은 후에 정확한 뼈의 모
양을 가지고 가상수술을 합니다. 이때 최적의 인공관절 위치 및
크기가 결정됩니다. 수술 중에 모형 인공관절을 간이로 삽입해본
후 여러 가지를 수정해서 다시 절삭하고 재확인하는 절차를 거친

후에 최종적으로 인공관절을 완성합니다. 기존의 로봇 수술과 최신 로봇 수술의 차이점이라면 최신 로봇 수술은 수술 중에 실시간으로 수술 계획을 수정하고 반영할 수 있다는 것입니다.

Q.

수술 과정에서 수정이 필요한 경우는 어떤 사례인가요?

A.

CT 촬영 자료인 환자 데이터가 로봇에 입력되면 최신 로봇은 3D 수술 계획을 수립하고 가상수술을 진행합니다. 이때 인공관절이 환자 무릎에 맞도록 입체 영상을 구성하고, 더욱 세밀한 수술 계획을 세우게 되는데요. 입체 영상 구성을 통해 가상수술을 했을 때 처음에 수립한 수술 계획과 일치하지 않는 경우가 있거나 1㎜ 이내의 오차가 발생할 수 있습니다. 예를 들어 '기존에 세운 뼈의 절삭 각도로 수술을 할 수 없겠다'라는 '범위 지정'의 수정이 있을 수 있겠고요. 또 환자의 특성을 고려해 '인대 간격 기준' 등의 수정 사항이 발생할 수 있습니다.

Q.

환자 측면에서는 어떤 장점이 있나요?

A.

아무래도 수술의 정확성이 향상된다는 것입니다. 뼈를 절삭하고 난 후에는 수정이 힘든 게 사실입니다. 그래서 정확한 뼈의 절삭이 무엇보다 중요한데요. 신형 로봇의 장점은 유연한 정확성이라고 꼽을 정도로 심한 변형이 생긴 경우에도 유연하게 대처할 수 있다는 장점이 있습니다. 때문에 수술 과정에서 출혈량이 감소하고 이는 환자의 회복과 직접적인 연관이 있습니다.

Q.

최신 로봇에서 강조되는 것이 '최소 오차 범위'입니다. 인공관절 수술에서 오차를 줄이는 것이 왜 중요한 건가요?

A.

아무리 경험이 많은 의사라도 눈에 보이지 않는 뼈의 구조를 정확히 예측하기가 어렵기 때문에 로봇의 도움을 받아서 이를 해결하려는 노력이 필요합니다. 사람의 다리는 완전한 일자가 아니라 약 5~7도 정도의 각도를 가지고 있는데요. 인공관절 수술의 관건은 환자의 고관절과 무릎 관절, 발목 관절 이렇게 세 관절의 일치입니다. 이를 잇는 축이 일직선이 되도록 사전에 철저히 계획하는 것이 중요한데요. 문제는 수술 중에는 절개한 무릎을 제외하면 다른 두 관절의 확인이 불가능하다는 것입니다. 이것이 바로 로봇의 도움을 받는 이유입니다. 고관절에서 발목까지 하지의 정렬을 정확히 맞춰 뼈를 절삭하고, 인공관절로 치환

할 자리를 찾는 역할을 최신 로봇이 대신하는 것이죠.

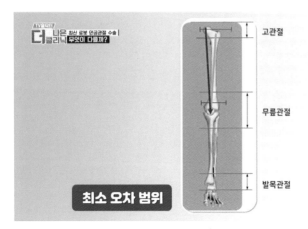

고관절-무릎 관절-발목 관절의 최소 오차 범위의 중요성

Q.

최신 로봇은 수술의 어느 단계까지 참여하는 건가요?

A.

로봇의 역할은 손상된 관절뼈를 절삭하는 단계까지입니다. 환자 데이터를 기반으로 입체 영상을 구성하고 가상수술 시뮬레이션으로 정확한 수술 계획 수립을 돕습니다. 다음 단계는 전문의가 로봇의 팔을 잡고 계획된 범위만 안전하게 절삭하는 것입니다. 로봇의 역할은 여기까지입니다. 인공관절을 삽입하는 등의 과정은 의사 몫으로 남는 것이죠.

Q.

최신 인공관절 로봇 수술은 안전한가요?

A.

안전성 측면에서는 전혀 의심할 부분이 없습니다. 국내 도입된 인공관절 수술 로봇은 모두 미국 식품의약국(FDA)에서 승인을 받은 제품이고요. 수많은 임상 사례와 연구 결과를 바탕으로 하고 있습니다.

S' Doctor Says

최신 로봇 수술은 환자 맞춤형 수술 계획이 가능합니다.

최근에 도입된 로봇 인공관절 수술의 장점은 확실합니다. 환자 개인의
뼈 모양, 형태, 위치, 각도 등을 더욱 정밀하게 분석하고 시뮬레이션
가상수술을 통해 수술 방법을 찾는 것입니다. 최신형 센서와 탐지로 1
㎜ 이내 오차를 체크하고 동적인 위치(무릎 관절의 움직임)도 파악이
가능하므로 기존 수술에 비해 정확하며 안정성까지 갖춘 셈이죠.

S' Doctor Says

내비게이션을 장착한 자동차처럼, 정확하고 정교한 수술이 가능합니다.

인공관절 로봇 수술의 최신 기술은 바로 동적인 면에 있습니다. 기존
로봇은 수술 전에 정적인 데이터를 기반으로 계획을 세우고 절삭하는
형태의 수술만 가능했다면, 최첨단 로봇 수술은 환자 상태에 관한 정
확한 정보와 가상수술을 통해 의사 판단에 따라 실시간 수정이 가능
해졌다는 것입니다. 우리가 운전할 때 내비게이션을 켜고 운전하는
것처럼, 수술 중에 로봇의 도움을 받아 더욱 정확하고 안전하게 수술
할 수 있다고 생각하시면 좋을 것 같습니다.

※ 성지병원은 2018년 강원특별자치도 최초로 인공관절 수술 로
봇 'T-솔루션'을 도입해 650여 건의 수술 성공 사례를 기록했으며,
2022년 10월에는 최신형 수술 로봇인 '마코 스마트로보틱스(Mako
SmartRobotics)'를 도입해 AI를 기반으로 한 최첨단 시스템을 구축하였
습니다.

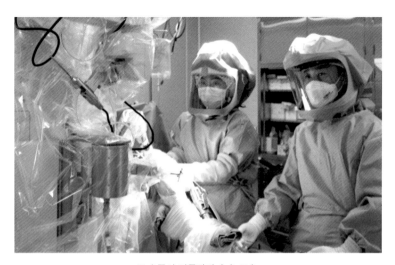

T-솔루션 인공관절 수술 모습
출처: 성지병원

 TV홈닥터 더 나은 클리닉 '최신 로봇 무릎 인공관절 수술' 편 방송
이야기가 궁금하다면?

잘못된 생활 습관이 이것을 부른다?

경추 수핵 탈출증cervical herniated nucleus pulpususdisc
(목 디스크)

— 배성철 —

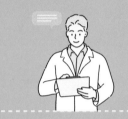

최근 꾸준히 증가세를 보이는 질환이 있습니다. 경추부 디스크, 경추 수핵 탈출증 등으로 불리는 '목 디스크'입니다.

목 디스크는 스마트폰 과사용, PC 작업 등에서 발생하는 잘못된 자세로 더욱 주의가 요구되고 있는데요. 목 디스크를 유발하는 잘못된 생활 습관은 무엇이고 어떻게 예방하는 것이 중요한지 함께 알아봅니다.

Q.

경추 수핵 탈출증, 일명 '목 디스크'란 무엇인가요?

A.

목뼈 사이에서 충격을 흡수하는 역할을 하는 게 '디스크(추간판)' 입니다. 경추, 즉 목뼈는 7개로 구성되어 있는데 이 사이에서 충격을 흡수하는 디스크가 어떤 이유로 밀려나서 신경을 누르게 되면 그것을 '경추 수핵 탈출증', '목 디스크'라 부릅니다.

Q.

어떤 검사로 목 디스크를 알 수 있나요?

A.

X-ray는 뼈의 모습(골격 구조)을 확인하는 데 탁월한 진단 장비입니다. 골절 여부의 감별, 척추 사이 간격이나 주위 연부 조직(근육, 힘줄, 인대)의 대략적인 형태를 파악할 수 있는데요. 목 디스크의 대표 증상인 방사통(질환 발생 부위에서 퍼지는 통증)은 신경이 눌러서 나타나는 것입니다. 신경이 눌린 정도를 판단해야 할 경우는 MRI나 CT 등의 장비를 활용합니다.

Q.

목 디스크의 원인은 무엇인가요?

🔖 ① 교통사고 등의 외적 손상 ② 퇴행성 변화에 의한 디스크 손상

A.

　원인은 두 가지입니다. 외상성 원인과 퇴행성 변화로 나누게 됩니다. 외상성은 말 그대로 교통사고와 같이 갑자기 일어난 외부 충격에 의한 디스크의 탈출로 신경을 누르게 된 경우를 말하는데요. 빈도수는 훨씬 적습니다. 대부분의 목 디스크는 퇴행성이 많습니다. 퇴행성 디스크는 오랜 시간에 걸쳐 디스크에서 수분이 빠져나가면서 조금씩 조금씩 디스크가 밀려 나와 신경을 누르게 되는 경우입니다. 퇴행성 변화는 우리의 잘못된 생활 습관이나 자세에 의해서 많이 발생합니다.

Q.

　스마트폰을 자주 사용하는 것도 문제가 될까요?

A.

　스마트폰 자체가 문제가 되지는 않습니다. 문제는 잘못된 자세입니다. 스마트폰을 할 때 우리의 모습을 살펴보면 목을 앞으로 빼고 고개를 숙인 자세가 흔한데요. 이런 자세가 목 디스크에 굉장히 좋지 않은 자세입니다. 우리의 '목', 즉 목뼈가 척추의 중심

에 있어야 하는데 머리가 1㎝, 2㎝ 앞으로 나갈 때마다 목뒤의 척추 근육에 2~3㎏의 하중이 더 가해지게 됩니다. 가령 우리가 목을 앞으로 10㎝ 빼고 고개를 숙인 자세를 취하게 되면 목뒤에 20~30㎏의 무게가 가해지는 셈인데요. 장시간 방치하면 목 근육에 무리가 오게 되고, 목 디스크에 영향을 주게 되는 것이죠. 스마트폰 위치를 눈높이까지 올려 목을 바로 세우는 것이 가장 좋은 예방법입니다.

Q.

목 디스크를 유발하는 잘못된 생활 습관, 다른 것도 있나요?

A.

우리가 요즘은 컴퓨터, 노트북 작업을 많이 하잖아요. 스마트폰과 마찬가지입니다. 목을 앞으로 내밀고 작업을 하는 경우가 잘못된 생활 습관에 해당하죠. 이때도 머리 무게가 앞으로 나가게 되면서 목에 무리가 많이 가해지고, 목 디스크의 원인이 될 수 있습니다.

Q.

목 디스크는 어떤 증상으로 알 수 있나요?

A.

　다양한 증상이 나타날 수 있는데요. 우선 목덜미 통증이 있을 수 있고, 목덜미를 따라서 뒤통수(후두부) 통증까지 생길 수 있습니다. 보통은 머리의 통증이라고 하면 '두통'이라고 해서 머리 검사를 많이 하는데요. 의외로 두통의 원인이 목 디스크인 경우가 많습니다. 그리고 가장 대표적인 증상이라면 팔에 저림 증상이 나타나는 것인데요. '상지 방사통'이라고 부르는 것이 팔 저림 증상입니다. 팔과 손끝에 찾아오는 저림 증상이 목 디스크의 가장 대표적인 증상이죠. 목 디스크가 아주 심해 운동신경 마비가 오는 경우가 있어요. 의도하지 않았는데 글씨를 쓰다가 필기구를 떨어트린다든지, '코디네이션(장애물, 균형 운동) 장애'라고 해서 옷의 단추를 눈으로 직접 보지 않으면 맞추기가 힘든 경우가 발생하고요. 비틀비틀 중심을 잃고 걷는 증상들도 보이게 됩니다. 이런 경우는 목 디스크가 많이 진행되어 나타나는 증상입니다.

Q.

　목 디스크, 자가진단할 수 있나요?

A.

① 저림 증상이 있는 팔 쪽으로 목을 돌렸을 때 증상이 심해지는 경우

② 저림 증상이 나타나는 팔의 반대쪽으로 목을 돌렸을 때 증상이 완화

Q.

목 디스크와 거북목, 일자목은 어떻게 다른가요?

A.

경추의 정렬이 틀어진 상태 변화에 따라 '거북목'과 '일자목'을 구분합니다. 본래 경추(목뼈)는 알파벳 C자처럼 커브 모양입니다. 그런데 잘못된 생활 습관 등 어떤 이유로 인해서 목뼈가 정상적으로 굽지 않고 일자로 펴진 상태를 '일자목'이라고 하고요. 목뼈가 앞쪽으로 볼록하게 휘어진 상태로 고개가 앞으로 빠진 자세를 '거북목'이라고 합니다. 디스크가 탈출해서 신경을 자극하는 목 디스크와는 확연한 차이가 있는 질환들이라고 할 수 있습니다.

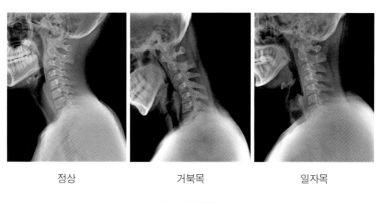

| 정상 | 거북목 | 일자목 |

출처: 성지병원

Q.

목 디스크는 어떻게 치료하나요?

A.

중상이 심하지 않은 경우는 보존적 치료를 시행하게 됩니다. 온열치료, 전기자극치료 등의 물리치료가 효과적이며 심할 때는 수술적 치료가 필요합니다. 수술적 치료가 필요한 경우는 다음과 같습니다.

① 비수술적 치료가 3개월 이상 효과가 없는 경우

② 일상생활에 지장이 많은 경우

③ 신경 증상이 악화하는 경우

④ 근력 약화가 동반되는 경우

⑤ 중추신경인 척수가 압박받아 척수증이 발생한 경우

> ※ 척수증(경추척수증): 경추골(목뼈) 사이에 있는 연골이 노화되어 힘을 잃고 압축, 변형되어 척추나 신경근을 해치면서 발생하는 질환

Q.

목 디스크는 치료 후에 어떻게 관리하는 게 좋은가요?

🦵 의식적으로 일자목, 거북목 자세를 피하는 것이 좋습니다.

A.

예방법이라고도 할 수 있겠는데요. 가장 좋은 관리는 '일자목'과 '거북목' 자세를 피하는 것입니다. 거북목처럼 머리가 앞으로 나가는 것을 의식적으로 당겨주는 것입니다. 앉을 때 엉덩이를

의자 끝까지 밀어 넣고, 턱을 당기는 자세가 좋습니다. 이런 자세로 앉으면 머리가 척추의 중심에 위치하게 되니까 경추(목뼈)에 무리가 덜 가죠. 컴퓨터 작업을 할 때는 최대한 책상과 가까이 밀착하여 머리를 덜 숙일 수 있도록 합니다.

Q.

목 건강에 좋은 베개는 따로 있나요?

🦴 **누웠을 때 척추가 일직선이 될 수 있는 높이의 베개**

A.

딱딱한 베개냐 부드러운 베개냐는 개인의 취향 차이지 목 건강과는 크게 연관이 없습니다. 높이는 조금 문제가 되는데요. 자신의 어깨보다 높은 베개는 자면서 '거북목' 자세가 되거든요. 반대로 베개가 너무 낮으면 경추가 과하게 구부러지게 됩니다. 자신의 어깨높이에 맞는 베개를 선택하는 것이 중요하겠습니다.

S' Doctor Says

스마트폰과 PC 사용 시 올바른 자세가 중요합니다.

최근 10년 새 목 디스크 환자가 무려 40% 증가했습니다. 가장 큰 영향을 준 것은 아무래도 스마트폰과 PC의 사용이었습니다. 사용의 횟수나 작업량을 줄일 수 없다면 올바른 자세를 취하는 것이 중요합니다.

TV홈닥터 더 나은 클리닉 '목 디스크' 편 방송 이야기가 궁금하다면?

척추가 보내는 통증, 참지 말자!

요추 추간판 탈출증 herniation of intervertebral disk
(허리 디스크)

— 배성철 —

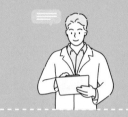

우리 몸의 중심을 잡아주는 기둥이자 하반신 신경에 관여하는 척추. 척추에 문제가 생겨 발생하는 다양한 질환 가운데 허리 디스크로 불리는 '요추 추간 판 탈출증'이 대표 질환으로 꼽히고 있습니다.

한 해 약 200만 명(건강보험심사평가원, 2019년 통계) 이상의 환자가 허리 디 스크로 병원을 찾고 있는데요. 최근에는 20~30대 젊은 환자의 비중도 높아지 고 있습니다.

척추의 요추뼈 사이에 존재하는 추간판이 탈출한 것을 의미하는 '요추 추간판 탈출증'의 원인과 진단법을 알아봅니다.

Q.

정확한 질병명은 요추 추간판 탈출증인데, '허리 디스크'로 불리는 이유가 있나요?

 척추뼈와 뼈 사이 충격을 흡수하는 연골 구조물 디스크(disc)에 발생 부위를 붙여 편의상 부르게 된 것이 '허리 디스크', '목 디스크'입니다.

A.

'디스크'는 척추뼈와 뼈 사이에 위치해 충격을 흡수하는 연골 구조물을 칭하는 이름입니다. 척추뼈 사이 원반 모양의 디스크에 문제가 생기게 된 것을 흔히 '디스크'라고 부르는데요. 목(경추)에 생긴 문제면 '목 디스크', 허리(요추)의 문제면 '허리 디스크'로 칭하는 것이죠. '추간판 탈출증', '수핵 탈출증' 등 정식 명칭이 있지만 많은 사람이 편의상 '디스크'라고 말합니다.

Q.

흔히 사용하는 '디스크가 터졌다'라는 표현은 맞는 말인가요?

A.

의학적인 표현은 아닙니다. 하지만 아주 틀린 표현도 아닌데요, 디스크(추간판) 한가운데 '수핵'이라는 물질이 있고 이를 둘러싼 '섬유륜'이라는 두꺼운 막이 있습니다. 디스크를 감싼 막이 터지면서 수핵이 튀어나오거나 디스크가 밖으로 돌출되는 것이 '추간판 탈출증'이기 때문에 틀린 표현은 아니죠.

Q.

요추 추간판 탈출증의 원인은 무엇인가요?

① 외상성 디스크 ② 퇴행성 디스크

A.

원인은 크게 두 가지로 나뉩니다. 교통사고와 같은 외부 충격으로 디스크가 밀려 나가는 '외상성'이 있고요. 나이가 들면 몸에서 수분이 빠져나가잖아요. '디스크(추간판)'는 척추뼈와 척추뼈 사이의 물풍선 같은 역할이거든요. 그런데 수분이 빠져나가면서 간격도 좁아지고 디스크가 뒤로 밀려나고 그래요. 이것을 '퇴행성 디스크'라고 부릅니다.

Q.

영상 촬영을 통해 판별할 수 있나요?

A.

X-ray와 같은 단순 방사선검사로는 추간판이나 신경 등이 잘

보이지 않기 때문에 MRI 혹은 CT 검사를 해야 합니다. 퇴행성 디스크의 경우는 MRI 검사 시 디스크(추간판)의 색이 어둡고 검게 표현되는 경우가 많습니다.

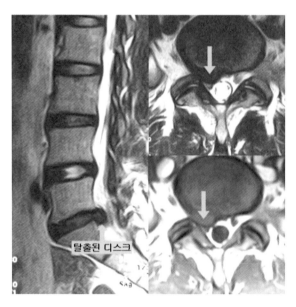

요추 추간판 탈출증 MRI 소견
출처: 대한정형외과학회

Q.
가장 많이 호소하는 증상은 무엇인가요?

① 허리 통증 ② 다리 통증과 저림

A.
디스크 안에는 '수핵'과 '섬유륜'이 있어요. 수핵이 섬유륜을 뚫고 나올 때 '허리 통증'을 강하게 호소하시거든요. 그다음으로는 디스크 밖으로 튀어나온 수핵이 다리로 내려가는 신경을 누를 때 엉덩이부터 다리까지 아프고 저린 '하지 방사통'이 나타납니다.

Q.

자가진단 방법도 있나요?

A.

병원에서도 허리 디스크 환자가 처음으로 내원하는 경우 간단하게 '하지직거상 검사'를 하는 일이 있는데요. 하지직거상 검사는 누워서 다리를 들어 올려보는 자세입니다. 가정에서 누구나 손쉽게 해볼 수 있는 대표적인 검사법이 되겠습니다.

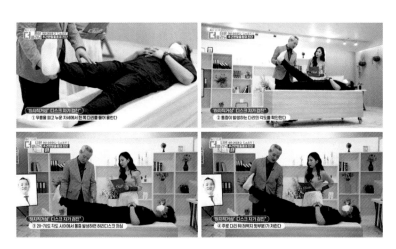

추간판 탈출증 자가진단 방법

하지직거상 검사
(허리와 하지의 통증을 재현하기 위한 검사법)
① 무릎을 펴고 누운 자세에서 한쪽 다리를 들어 올린다.
② 통증이 발생하는 다리의 각도를 확인한다.
③ 20~70도 사이에서 통증 발생하면 허리 디스크 의심
④ 주로 다리 뒤(허벅지 뒷부분) 저린 증상이 나타난다.

Q.

하지직거상 검사 시 통증이 발생하는 이유는 무엇인가요?

A.

보통은 허리 디스크가 신경을 누르는 경우 무릎을 펴고 다리를 올리는 자세는 눌린 신경을 훨씬 더 팽팽하게 해주는 행위거든요. 그러니까 신경이 눌려서 생기는 증상을 더욱더 증폭시켜주는 자세죠.

Q.

누워서 자가진단이 어려운 경우는 어떻게 하나요?

A.

조금 더 간편한 자가진단법으로는 양발을 모으고 무릎을 반듯하게 선 자세를 유지합니다. 여기에서 허리를 90도 직각으로 숙

였을 때 허리 통증과 다리 저림 증상이 나타나는 경우가 있어요. 이런 경우 디스크를 의심하게 되며 MRI 등의 영상 촬영으로 정밀 진단을 진행하게 됩니다.

Q.
자가진단과 증상을 통해서 추간판(디스크) 탈출 위치를 알 수 있나요?

A.
통증 위치에 따른 추간판(디스크) 탈출 위치
① 허벅지 앞쪽: 요추 3, 4번 사이 디스크 문제
② 종아리 바깥쪽: 요추 4, 5번 사이 디스크 문제
③ 종아리 뒤쪽~발바닥: 요추 5번, 척추 1번 디스크 문제

Q.
어떤 치료가 이뤄지나요?

A.
척추센터에 내원하시는 분들을 통계적으로 보았더니 10명 가운데 9명 정도는 보존적인 치료가 되는 경우가 대부분이었어요. 그리고 시술이나 수술치료가 필요한 경우는 환자의 10% 정도입

니다.

요추 추간판 탈출증 환자의 치료 선택지	
보존적 치료 방법 (물리치료 및 약물 투여)	① 안정을 취하며 물리치료(찜질, 초음파, 경피신경전기자극) ② 소염진통제, 근육이완제 등과 같은 약물 투여 ③ 특수 치료법으로 교정, 근력 강화 운동, 도수치료 등 병행
시술 혹은 수술적 치료	① 신경마비가 심하거나 심각한 마비 증상 등의 환자에게 적용 ② 약물을 수핵 내에 주사하는 '화학적 수핵 용해술'이나 신경을 누르고 있는 '수핵 제거 수술' 등을 고려

Q.

대표적인 시술, 수술치료에는 무엇이 있나요?

A.

보존적인 치료로 환자 증상에 호전이 없는 경우 시술을 진행하게 되는데요. 시술, 수술치료도 종류가 굉장히 다양합니다. 예를 들어 내시경을 보면서 신경을 감압해주는 시술도 있고요, 레이저나 고주파를 가지고 신경을 누르는 부위를 감압해주는 경우도 있습니다. 그리고 '풍선확장술'과 같은 것도 예로 들 수 있겠습니다.

Q.

'풍선확장술'이란 무엇인가요?

A.

'카테터(catheter)'라는 관을 통해 좁아진 추간공에 풍선을 삽입해 좁아진 협착 부분을 넓혀주고 약물을 주입해주는 시술로, 허리 디스크의 대표적인 비수술적 치료법입니다.

> ※ 추간공: 척추뼈 사이에 형성된 구멍으로, 척추 신경이 빠져나오는 공간을 말한다.

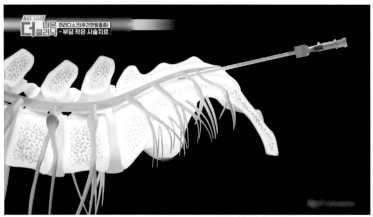

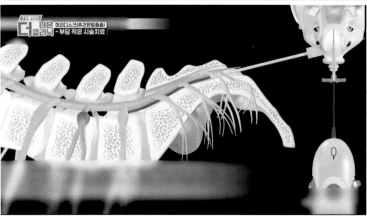

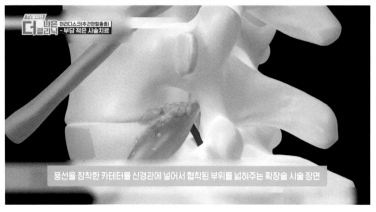

풍선확장술 중 신경 통로를 통해 카테터(관)를 집어넣는 과정

Q.

풍선확장술은 어떤 환자에게 적용되나요?

A.

신경을 누르고 있는 구조물이 뼈나 인대같이 딱딱한 경우는 풍선 삽입이 불가능합니다. 아무래도 신체에서 단단한 정도가 낮은 특성을 가진 연부 조직이 신경을 누르는 경우 등에 있어서 풍선확장술이 효과적인 사례가 많습니다.

Q.

풍선확장술의 장점은 무엇인가요?

A.

시술 시간이 약 15~20분으로 짧습니다. 전신마취나 절개를 하는 것이 아니라서 특별한 후유증이 없는 것이 특징입니다. 다만 환자마다 증상 호전에 대한 차이가 존재한다는 것을 꼭 유념하셔야 합니다.

① 부분마취 후 간단한 시술로 고령이나 만성질환자 적용 가능

② 출혈이 거의 없어 빠른 회복

③ 유착이나 협착 등의 증상 개선

S' Doctor Says

증상이 있다면 빠른 시일 내 진단받는 것이 중요합니다.

허리 디스크(요추 추간판 탈출증) 의심 증상이 있다면 빠른 시일 내에 전문의에게 정확한 진단을 받고 치료법을 상의하는 것이 중요합니다. 그것이 치료 기간, 비용, 환자의 몸을 아끼는 방법입니다.

▶ TV홈닥터 더 나은 클리닉 '요추 추간판 탈출증 정의와 자가진단' 편 방송 이야기가 궁금하다면?

▶ TV홈닥터 더 나은 클리닉 '요추 추간판 탈출증 치료 방법' 편 방송 이야기가 궁금하다면?

조기 발견하자!

척추측만증 scoliosis, 척추전만증 lordosis, 척추후만증 kyphosis

— 배성철 —

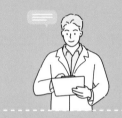

허리가 무너지면 온몸이 무너진다고 했습니다. 바로 서야 할 척추가 휘거나 치우쳐 생기는 척추 관련 질환.

특히 척추 질환의 경우 중장년층 이상, 어른들의 질환이라고 생각하는 분들이 많은데요. 청소년 발병률이 꽤 높은 척추 질환도 있습니다.

건강한 S라인을 방해하는, 다양한 척추 변형 질환에 대해서 알아봅니다.

Q.

'척추의 변형'이란, 척추가 틀어질 수 있다는 뜻인가요?

A.

척추 모형을 보시면, 척추는 일자로 있는 게 아니라 휘어져 있습니다. 흔히 말하는 S라인, 목에서부터 S자 형태로 이어져 있는데요. 목은 앞으로 튀어나와 있고, 등은 뒤로, 그리고 허리는 '전만'이라고 해서 다시 앞으로, 이렇게 S라인 형태입니다. 이 척추가 S라인 각도보다 더 휘어지게 되면 '척추 변형(척추가 비정상적으로 휘거나 한쪽으로 치우쳐 틀어진 상태)'이라고 얘기합니다.

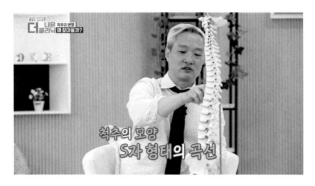

척추 모형

Q.

척추 변형 질환에는 어떤 것이 있나요?

A.

다음과 같은 것이 있습니다.

① 척추측만증: 척추가 옆으로 휘어 있는 경우

② 척추전만증: 허리뼈가 앞으로 볼록하게 굽은 경우

③ 척추후만증: 척추가 뒤로 휘어지는 경우

Q.

척추 변형, 눈으로도 확연한 차이가 느껴지나요?

A.

척추측만증 환자의 X-ray 사진입니다.

척추측만증

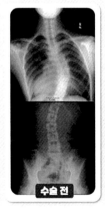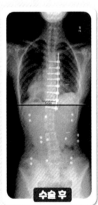

출처: 성지병원

오른쪽 사진은 수술 후의 사진인데요. 왼쪽의 사진에서 보시는 것처럼 휘어져 있는 척추를 똑바로 펴주는 수술을 시행한 겁니다. 수술이 아니고는 이런 측만증을 되돌릴 방법은 없습니다. 그래서 필요할 때만 수술해야 하는데요. 척추 교정 수술은 길게 절개해야 하고, 쇠도 여러 마디가 들어가야 해서 간단한 수술은 아닙니다.

척추측만증 자가진단법

① 똑바로 서서
② 허리를 90도 정도 구부렸을 때
③ 양쪽 등의 높이에 차이가 있는지 확인

※ 한쪽 등이 솟아오르면 백 험프(back hump) 의심

Q.

질환별로 척추 변형이 찾아오는 이유는 무엇인가요?

A.

척추 변형은 다음과 같은 원인에 의해 발생합니다.

① 척추측만증: 척추측만증의 경우 80~85% 정도가 청소년들에게서 발병하는 '특발성 척추측만증'입니다. 청소년기에 특별한 이유 없이 척추가 휘는 것을 의미합니다. 그렇지 않은 경우는 종양에 의한 경우, 그리고 염증에 의한 경우도 가끔 있습니다.

② 척추후만증: 척추후만증은 보통 척추의 골절을 빠르게 치료하지 못해서 뼈가 뒤로 물러나면서 허리가 앞으로 구부러지는 건데요. 예전에 우리 어렸을 때 보면 마을마다 꼬부랑 할머니가 한두 분씩 계셨잖아요. 허리가 기역 자로 완전히 구부러진 경우인데요. 허리 골절을 제대로 치료하지 못해서 허리가 후만증으로 구부러진 경우입니다. 그 외에 '퇴행성 척추후만증'이라고 있는데요. 원래는 척추 뒤에 있는 근육이 척추를 잡아줘야 하는데, 나이가 들면서 그 근육의 힘이 약해지고 허리가 조금씩 앞으로 구부러지는 경우를 '퇴행성 척추후만증'이라고 합니다.

③ 척추전만증: 마지막으로 '척추전만증'의 경우는 복부비만이 심해진다거나 임신을 했을 때, 보통 몸의 무게 중심이 앞으로 가면서 반사적으로 척추는 뒤로 젖혀지게 되거든요. 그렇게 해서 요추 전만이 증가하는 겁니다. 전만증은 측만증, 후만증의 병적인 상태와는 다른 별개의 문제입니다.

Q.

증상, 변형 정도에 따라서 치료 방법도 다를 것 같은데요, 어떤가요?

A.

세 질환 모두 통증이 있다면 보통 약물치료를 하게 됩니다.

① 척추전만증: 비구조적인 변형인 척추전만증은 운동치료나 교정치료를 진행합니다.

② 척추측만증(측만 각도 20도 내외): 측만증의 경우는 구조적인 변형이기 때문에 교정치료로 교정이 될 수가 없고요. 수술해야만 치료가 가능한 질환입니다. 저희가 병원에서 환자들의 진료를 보게 되면 측만 각도 20도 내외의 측만증 환자들이 대부분입니다. 다행히 20도 정도의 측만증은 평생 사는 데 있어서 아무런 불편함이 없습니다. X-ray를 찍어봤으니까 측만증이라는 걸 아는 거지, 증상도 전혀 없거든요. 그런 경우에는 척추를 펼 수도 없지만 펼 필요도 없다고 이야기합니다.

③ 척추측만증(측만 각도 20~30도 이상): 측만 각도가 20~30도 이상인 경우 보조기구를 장착하도록 권합니다. 그런데 보조기구를 착용한다는 건 24시간 장착해야 해서 쉬운 일이 아니거든요. 특히 청소년들 같은 경우에는 체육 시간에 옷을 갈아입을 때도 그렇고 불편한 부분들이 많아서 신중하게 장착을 권합니다. 하지만 측만 각도가 30~35도 이상이면 반드시 보조기구를 장착해야 합니다. 보조기구 착용의 이점은, 측만증의 진행을 막아줄 수도 있지만 사실 그것보다는 측만은 진행되더라도 몸통을 잡아주는 개념으로 보조기구를 사용하는 겁니다. 이게 무슨 얘기냐면요. 척추가 30도 휜 것을 따라서 체간이 틀어져 있는 친구들이 있어요. 그러면 보기에도 좋지 못한데요. 반면 어떤 환자들은 척추가 30도 휘어져 있어도 체간은 어느 정도 유지가 되고 그 속에서 뼈만 돌아가 있는 사례도 있습니다. 그러면 육안으로는 티가 안

나겠죠? 한창 사춘기인 청소년들에게 척추 질환이 외관상으로 티가 나냐 안 나냐는 굉장히 중요한 의미입니다. 체간이 틀어짐으로 인해서 우울증도 오고 정서적인 문제들도 굉장히 많이 생깁니다. 그래서 필요할 때는 보조기구를 권하고 있습니다.

Q.

수술이 필요한 경우는 어떤 경우인가요?

A.

척추측만증 환자의 측만 각도가 40~50도 이상 커지게 되면 수술을 권합니다. 수술은 첫 번째, 미용상의 이유로도 필요하고요. 두 번째, 척추가 휘면 한쪽 폐가 눌리거든요. 그러면 호흡이 곤란해져요. 때문에 수술로 치료해야 하는 경우가 있습니다.

Q.

척추 변형을 예방하는 방법이 있을까요?

A.

사실 척추측만증을 예방하는 방법은 없습니다. 그건 척추가 이미 그렇게 가기로 마음을 먹은 것이므로 예방을 할 수는 없는데요. 청소년 환자들의 보호자인 엄마들이 오면 보통 이렇게 이야기를 합니다. "애가 어릴 때부터 안 좋은 자세로 몸을 틀어서 게임을 하고 그러더니 이렇게 됐나 봐요"라고 말입니다. 그런데 사실 아이의 잘못이라고 말하기 어려운 질환입니다. 그냥 척추가 그렇게 된 것뿐이기 때문에 예방하는 방법은 없고요. 다만 스트레칭이 척추에 도움이 될 수는 있습니다. 왜냐하면, 만성적으로 척추가 틀어져 있으면 그 안쪽 근육도 만성적으로 경직되어 있거든요. 스트레칭이나 운동치료로 균형을 맞춰줄 수 있기 때문입니다.

S' Doctor Says

조기 발견할 수 있도록 잘 살피셔야 합니다!

1년에 10㎝씩 키가 자라는 급성장기가 올 경우, 척추측만증 증상이 나타나며 고목나무처럼 척추가 휘는 청소년들이 가끔 있습니다. 그래서 급성장기의 청소년 환자들은 반드시 3~6개월마다 추적검사가 필요합니다.

 TV홈닥터 더 나은 클리닉 '척추의 변형' 편 방송 이야기가 궁금하다면?

어깨 통증, 회전근개(힘줄) 문제다?

회전근개 파열 rotator cuff syndrome

— 김태우 —

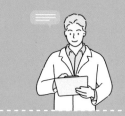

신체에서 유일하게 360도 회전이 가능한 부위는 팔과 몸통을 연결하는 '어깨' 입니다.

어깨의 회전, 운동을 돕는 것이 바로 회전근개인데요. 어깨를 무리하게 사용 하거나 교통사고, 외상 등의 충격이 가해지는 경우 회전근개가 파열되기도 합 니다.

치료가 늦어지면 더 큰 문제를 초래할 수 있는 회전근개 파열. 수술적 치료가 정답일까요?

Q.

'회전근개 질환'이란 무엇인가요?

A.

'회전근개'란 어깨를 둘러싸고 있는 극상근, 극하근, 소원근, 견갑하근 등으로 구성된 4개의 힘줄을 의미합니다. '회전근개 질환'이란 회전근개 힘줄과 주변의 점액낭에서 발생하는 질환을 이야기하는데요. 대표적으로 '충돌 증후군', '파열', '석회화 건염', '유착성관절낭염(오십견)' 등이 있습니다.

Q.

4개의 근육 가운데 가장 손상이 많은 부위는 어딘가요?

✍ 회전근개 파열은 주로 극상근의 힘줄에서 발생합니다.

A.

회전근개 가운데 어깨 관절에서 가장 가까운 '극상근'이라는 근육이 있는데, 극상근이 어깨 위의 뼈와 아래 뼈 사이에서 많이 부딪히기 때문에 가장 많은 문제를 일으키고 파열도 가장 흔하게 나타나고 있습니다.

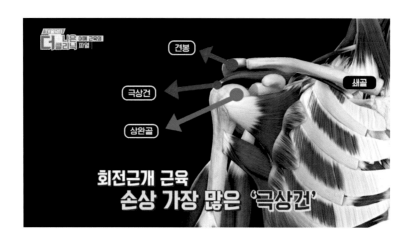

Q.

회전근개 파열은 흔하게 나타날 수 있나요?

A.

회전근개 관련 질환자들이 어깨 질환 환자의 대부분을 차지할 정도로 많습니다. 그중 수술을 해야만 하는 '회전근개 완전 파열' 내원 환자는 20~30%를 차지하고 있습니다.

Q.

회전근개 질환의 발병 원인은 무엇인가요?

✎ 퇴행성 변화, 과사용, 외부 충격 등

A.

어깨 탈구를 들어보셨죠? 어깨 탈구 또한 회전근개 질환인데요. 우리 몸의 고관절과 어깨 관절이 동등하다고 봤을 때, 하지에 위치한 고관절은 체중을 지탱하기 위해 뼈가 깊숙이 들어가 있습니다. 그래서 다른 관절에 비해 비교적 체중을 분산시키기에 유리한 구조로 되어 있습니다.

반면에 어깨 관절은 자유롭게 활동하고 운동에 적합하도록 유연성을 갖고 있는데요. 어깨 관절이 빠지면 안 되기 때문에 여러 가지 인대라든지 근육 등이 보강하는 구조로 되어 있습니다. 아무래도 많이 사용하는 부위라서 힘줄이라든지 인대의 문제가 많이 생길 수밖에 없습니다.

Q.

회전근개 파열의 증상은 무엇인가요?

💡 ① 특정 동작을 했을 때 통증 ② 야간 통증(야간통)

A.

주 증상은 통증이고요. 찢어진 부위를 사용할 때 통증이 심합니다. 회전근개라는 것이 일종의 '근육 띠'라고 볼 수 있는데요. 회전근개 전체의 문제라기보다는 손상을 입어 찢어진 근육 부위의 문제이기 때문에 해당 근육을 움직이는 동작에서 증상이 나타납니다. 가장 많이 손상되는 '극상근(건) 파열'의 경우에는 팔

안쪽으로 회전 시 통증이 나타나고요. 또 다른 특징이 있다면 낮에는 팔을 아래로 떨어트린 상태로 활동하기 때문에 비교적 통증이 덜합니다. 하지만 밤에는 떨어진 팔이 수평을 이루거나 제자리를 찾기 때문에 통증이 심해집니다. 야간통이 발생할 수 있다는 거죠. 환자 대부분이 낮보다 밤에 더 통증을 호소하는 편입니다.

Q.
회전근개 파열의 치료는 어떻게 이뤄지나요?

A.
치료는 환자의 나이, 통증의 정도, 손상 기전 등을 고려하여 결정하게 되는데요. 회전근개 힘줄의 파열이 부분적으로 있는 경우는 비수술적 치료를 먼저 시행합니다. 반면 힘줄 전체가 파열된 경우는 수술적 치료를 고려하게 되는 것이 일반적입니다. 찢어진 부위를 빨리 봉합하지 않으면 근육이 계속 수축 작용을 해 파열 범위가 늘어나고, 어깨 힘줄 파열 부분이 안으로 말려 들어가서 수술 결과라든지 경과가 더 안 좋아지는 경우가 많습니다.

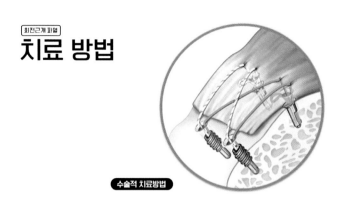

회전근개 파열의 비수술적 치료와 수술적 치료	
비수술적 치료	수술적 치료
- 약물 또는 주사를 이용한 통증 치료 - 어깨 근력 강화 운동	- 어깨 관절경 수술 ① 파열된 힘줄을 봉합 ② 통증의 원인인 점액낭염, 활액막염 제거 　술 등

Q.

수술 후 관리는 어떻게 해야 할까요?

A.

어깨에 힘을 주게 되면 팽팽하게 고정했던 봉합 부위가 느슨해질 수 있습니다. 이를 고정하기 위해 수술 후 4~6주간 보조기구를 착용하게 되는데요, 수술 후 최소 6주간은 손상 부위의 사용을 최소화하도록 노력해야 합니다.

Q.

치료를 미루거나 방치하는 경우 무엇이 문제가 되나요?

> 📝 방치할수록 치료 과정이 어려워지고 힘줄을 되살리기 어렵습니다.

A.

회전근개 전층 파열은 자연 치유를 기대하기는 어렵고요. 파열 상태를 방치할 경우 봉합술을 못 할 정도로 회전근개 힘줄이 거의 없어지는 경우도 있습니다. 그렇게 심각한 상태는 회전근개 힘줄을 대체할 조직 이식술도 시도하고 있고요. 어깨 인공관절 시술을 받게 되는 경우도 종종 있습니다.

S' Doctor Says

회전근개 파열, 최고의 예방은 어깨 스트레칭

회전근개 파열은 과거 50대 이상의 환자들이 많았지만, 최근 스포츠 활동이 많아지면서 젊은 층의 이환율이 높아지고 있는 추세입니다. 가장 좋은 예방법 중 하나가 준비 운동인데요. 평소 운동을 즐겨 하는 분이라면 간단한 스트레칭이라도 준비 운동을 잊지 말고 실천하시길 바랍니다.

 TV홈닥터 더 나은 클리닉 '회전근개 파열' 편 방송 이야기가 궁금하다면?

팔을 들어 올리기 힘든 질환

어깨충돌 증후군 shoulder impingement syndrome

— 김태우 —

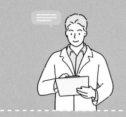

대표적인 어깨 통증 유발 질환으로 '오십견'과 '회전근개 파열'이 있습니다. 그러나 오십견이나 회전근개 파열과 유사한 증상으로 착각하기 쉬운 어깨 질환이 하나 더 있는데요. 회전근개에 염증이 생겨 힘줄이 붓고 약해진 상태의 '어깨충돌 증후군'입니다.

만약 어깨에 통증이 발생하고 팔을 움직이기 어렵다면 무심히 넘길 게 아니라 병원을 방문해 정확한 진단과 치료를 받는 것이 좋겠는데요.

어깨충돌 증후군은 왜 생기며, 치료는 어떻게 받아야 할까요?

Q.

'어깨충돌 증후군'이란 무엇인가요? 외부 충격 때문에 생기나요?

A.

외부에서 생기는 충돌, 외상의 문제로 보기는 어렵습니다. '어깨충돌 증후군'은 어깨의 여러 힘줄이나 인대가 주변 조직에 반복적으로 충돌하면서 파열로 진행되는 것을 통칭하는 말입니다. 어깨 관절끼리 충돌하면서 관절 사이 힘줄이나 인대가 피해를 입는 것이죠.

Q.

어깨충돌 증후군의 원인은 무엇인가요?

A.

다양한 원인에 의한 결과로 생각해야 합니다. 가장 큰 원인은 노화와 반복 사용으로 인한 손상을 꼽을 수 있습니다.

Q.

특히 주의가 필요한 사람이 있을까요?

A.

어깨 힘줄이 약해진 어르신들은 작은 외력에도 찢어지는 경우가 있고요. 여러 가지 노화 현상, 어깨를 다양하게 움직이면서 힘을 줘야 하는 직군들에서 누적된 손상 등의 원인으로 기지개를 켜다가 찢어지는 경우도 있습니다. 최근에는 과도한 스포츠 활동으로 젊은 층에서도 발생하고 있습니다.

Q.

어깨를 많이 사용하는 운동선수는 어떤가요?

A.

어깨 힘줄(회전근개) 중에서도 '극상건(극상근)'은 움직임이 클수록 손상이 많이 생길 수밖에 없는 구조입니다. 특히 관절 움직임의 마지막 동작에서 힘을 주거나 과도하게 사용했을 때 어깨 충돌이 많이 일어날 수 있습니다.

Q.

어깨충돌 증후군을 의심할 수 있는 증상이 있나요?

A.

손상된 부위에 직접적으로 자극이 가해지면 통증을 호소하게 됩니다. 보통 특정 동작에서의 통증이 한 달 이상 지속된다면 단순한 근육통으로 볼 수 없고 어깨충돌 증후군을 의심해볼 수 있습니다.

Q.

'오십견'과 '석회성건염' 등 다른 어깨 질환과의 차이점은 무엇인가요?

A.

오십견, 석회성건염, 회전근개 파열 모두 회전근개의 노화 및 손상으로 인한 질환입니다. 단, 증상에 차이가 있습니다. '오십견'은 통증 및 염증으로 인해 관절이 굳어버린 상태를 말하는데요, 대표적인 증상은 내회전, 즉 팔을 안쪽으로 돌리는 동작이 어렵습니다. 때문에 환자가 "혼자 등을 긁을 수가 없어요"라고 증상을 호소합니다. '석회성건염'은 반복적인 회전근개 부분파열의 석회성 치유 과정 중에 생기는 염증 현상을 말하며, 통증의 양상이 극심하게 나타나는 경우가 많습니다. '회전근개 파열'은 말 그대로 파열이라는 눈에 보이는 현상을 주로 표현하며 팔이 아프고 저릴 수 있습니다.

※ 오십견: 통증 및 염증으로 인해 어깨 관절이 굳어버린 현상
※ 석회성건염: 칼슘 퇴적물이 어깨 힘줄에 침윤되어 한 부위에 국한되는 통증을 유발하는 질병
※ 회전근개 파열: 어깨 관절 회전운동을 돕는 4개(견갑하근, 극상근, 극하근, 소원근)의 근육 가운데 하나 또는 그 이상이 파열되어 통증이 발생하는 질병

Q.
어깨충돌 증후군의 치료 방법에는 무엇이 있나요?

A.
전층 파열을 제외하고는 비수술적 치료가 원칙입니다. 일단 치료의 목표는 회전근개 파열로 진행되지 않고 통증을 해소하는 것인데요. 통증을 감소시키는 치료를 하면서 관절운동 등 다양한 방법으로 회복시킵니다.

① 통증 해소: 진통소염제 및 근육이완제 등 약물 복용
② 관절운동 범위 회복: 스트레칭을 통한 운동 범위 회복

Q.
어깨충돌 증후군 치료 중 주의 사항이 있나요?

A.
사실 어깨 충돌이 생길 수 있는 모든 동작은 좋지 않습니다. 그

가운데 일상에서 많이 하는 행동, 즉 선반 위의 무거운 물건을 천천히 내리는 동작 등이 어깨 관절에 많은 무리가 가해질 수 있고요. 어깨높이보다 높은 동작, 팔을 들어올려야 하는 행동 등이 문제가 될 수 있습니다.

Q.

평소 어떻게 예방할 수 있을까요?

A.

스트레칭을 하는 것이 좋습니다. 스트레칭은 능동적인 스트레칭보다는 수동적인 스트레칭이 좋습니다. 예를 들어 운동(도르래) 기구나 벽, 테이블 등을 이용한 방법들입니다. 다만 어깨 통증이 있는 경우는 스트레칭 가동 범위를 천천히, 크게 반복하는 것이 중요합니다.

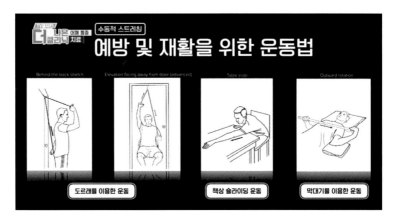

어깨충돌 증후군 예방 및 재활 운동

S' Doctor Says

초기에 대처하면 보존적 치료만으로도 회복이 가능합니다.

어깨충돌 증후군이 생기는 대표적인 원인은 노화와 어깨 힘줄, 인대의 반복 손상입니다. 특정 동작에서의 통증으로 시작하기 때문에 지속적인 관찰이 필요하며, 조기 치료가 이뤄지지 않을 경우 오십견, 회전근개 파열 등 다른 어깨 질환으로 악화할 수 있습니다. 따라서 무엇보다 조기 치료가 중요합니다.

 TV홈닥터 더 나은 클리닉 '어깨충돌 증후군' 편 방송 이야기가 궁금하다면?

팔꿈치 통증의 원인과 치료

테니스엘보tennis elbow, 골프엘보golf elbow

— 유인선 —

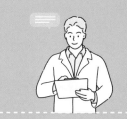

물건을 들고, 공을 던지고, 다양한 동작을 가능하게 하는 팔꿈치. 시큰거리는 팔꿈치 때문에 머리를 감거나 세수를 하는 것도, 가벼운 물건을 드는 것도 힘들어졌다면? 팔꿈치를 구성하는 조직 가운데 어느 하나라도 문제가 생겼다는 얘기입니다.

통증의 부위와 증상에 따라 원인도 치료법도 다르다고 하는데요. 팔꿈치 통증의 다양한 원인과 치료법을 알아봅니다.

Q.

팔꿈치 통증으로 병원을 찾는 환자들이 많은가요?

A.

상당히 많습니다. 연간 약 80만 명이 병원을 찾아오는 생활 속 질환으로, 미세한 통증과 찌릿한 증상으로 시작해 물건을 잡거나 들어 올리기 힘들어지기도 합니다. 운동선수보다는 일반인에게서, 40대 초반, 우세상지(오른손잡이는 오른쪽, 왼손잡이는 왼쪽에 잘 발생)에 발생하고, 팔꿈치를 쭉 펴고 손을 위아래로 뒤집는 동작을 반복하는 운동에서도 잘 발생합니다.

Q.

팔꿈치가 아플 때 흔히 '엘보 왔다'라고 하는데요. 맞는 표현인가요?

A.

손가락과 손목을 펴는 근육들은 팔꿈치 바깥쪽에, 굽히는 근육들은 팔꿈치 안쪽에 부착되는데요. 손목과 손 근육의 과도한 사용으로 팔꿈치 힘줄 부분 파열, 염증 발생, 팔꿈치 주변 조직에 통증이 나타나는 것을 엘보(elbow), 엘보 질환이라 부르게 되었습니다. 특히 팔꿈치를 쭉 펴고 손을 위아래로 뒤집는 동작을 반복하는 운동에서 잘 발생하는데요. 테니스, 골프에 그런 동작이 많다 보니까 '테니스엘보', '골프엘보'라고 별칭처럼 진단명을 붙여서 부르고 있습니다.

Q.
테니스엘보, 골프엘보의 차이점은 무엇인가요?

A.
통증의 부위와 양상으로 두 질환을 구분합니다.

골프엘보와 테니스엘보의 차이점	
골프엘보 내상과염	테니스엘보 외상과염
① 팔꿈치와 팔뚝 안쪽의 통증 ② 손목이나 손가락을 구부릴 때 통증 ③ 손가락까지 이어지는 근육 전반에 따끔거림이나 저림 증상이 있다.	① 팔꿈치 바깥쪽 통증 ② 손목이나 손가락을 펄 때 통증 ③ 손가락부터 팔 근육까지 움직임에 불편함이 있다.

Q.
원인은 무엇인가요?

A.
　팔꿈치 통증의 원인은 다양합니다. 테니스엘보는 팔꿈치 바깥쪽 힘줄이 파열되는 질환으로, 외상이 아닌 근육이나 힘줄의 지나친 사용, 퇴행성 등이 원인입니다.

반면 골프엘보는 팔꿈치 안쪽 튀어나온 뼈에 염증이 생기는 질환으로, 무리한 운동이나 청소나 빨래 같은 과도한 집안일, 장시간 키보드나 마우스 사용, 팔꿈치 근육의 과도한 사용이나 긴장으로 인해서 발생할 수 있습니다.

Q.

진단은 어떻게 내려지나요?

A.

보통은 자가검진을 통해 판단할 수 있고요. X-ray 촬영이나 방사선검사, 초음파, MRI와 같은 방법으로 진단할 수 있지만 팔꿈치 쪽의 압통점을 찾는 방법으로도 진단할 수 있습니다.

테니스엘보, 골프엘보 자가진단법

☐ 문고리를 열거나 주전자 물을 부을 때 통증이 있다.
☐ 손에 쥐는 힘이 약해지고 물건을 들기 어렵다.
☐ 일상생활에서 손과 팔을 쓰는 것이 어렵다.
☐ 주먹을 쥐거나 펴는 동작을 할 때 통증이 있다.
☐ 팔꿈치 부근의 뼈를 누르면 아프다.
☐ 심한 경우 어깨나 손목이 아프다.

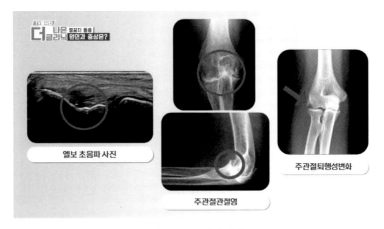

엘보 초음파 진단 사례

Q.

파스, 통증 완화에 도움이 될까요?

A.

그렇게 많이들 오해하시는데요. 파스는 온치료, 냉치료 효과가 있는 진통소염제 성분으로 이뤄져 있습니다. 팔꿈치 통증의 초기 치료로 진통소염제나 물리치료로 염증을 가라앉히고 근육통을 완화해줄 수는 있습니다. 하지만 팔꿈치 통증은 염증 소견의 질환이 아니라 힘줄의 미세 파열과 손상에 의한 질환이거든요. 파스로 통증이 완화됐다고 해서 아프기 전처럼 생활하거나 일하고 운동을 하게 되면 오히려 병을 키우는 역효과가 생길 수 있습니다.

Q.

손상된 팔꿈치 인대는 스스로 회복이 되나요?

A.

상처가 깊으면 회복이 더디고 흉터가 남기 쉽고, 오래된 병일수록 치료 기간이 길어지잖아요. 엘보 손상도 마찬가지입니다. 초기에 적절한 치료를 받지 않고 휴식을 취하지 않으면 재발도 잘 되고 합병증이 발생하기 쉬운 질환입니다. 따라서 초기에 적절한 휴식과 치료를 통해 힘줄의 손상이 악화하지 않게 주의해야 합니다.

Q.

증상의 진행 정도에 따라 치료 방법도 다르겠네요?

> 약해진 힘줄을 강화해주는 보존적인 치료만으로도 95%가량의 환자가 호전될 수 있습니다.

A.

병원에 내원할 정도로 증상이 심하면 초기 치료인 약물치료, 물리치료, 보조기(밴드)치료뿐 아니라 주사치료와 충격파치료를 병행하게 됩니다. 손상되어 약해진 힘줄을 강화해주는 보존적 치료입니다. 95%가량의 환자가 이런 보존적 치료만으로도 증상이 호전됩니다. 하지만 6~12개월 정도의 치료에도 호전이 없거

나 악화하는 경우에는 손상되고 변성된 힘줄 조직들을 제거하고
건강한 힘줄을 뼈에 붙여 복원하는 수술을 하게 됩니다.

Q.
예방에 효과적인 스트레칭 방법을 소개해주세요.

A.
다음과 같이 스트레칭을 하면 좋습니다.

골프엘보(내상과염) 예방	테니스엘보(외상과염) 예방
① 팔꿈치를 펴고 손목은 손바닥 쪽으로 구부린다. ② 엄지가 아래로 가도록 돌려준다. ③ 1회 스트레칭 시 약 1분간 유지 　(5회 이상 반복, 하루 3회 이상 시행)	① 팔꿈치를 펴고 손목은 손등 쪽으로 구부린다. ② 손목을 바깥쪽으로 돌려준다. ③ 1회 스트레칭 시 약 1분간 유지 　(5회 이상 반복, 하루 3회 이상 시행)

S' Doctor Says

팔꿈치 통증, 증상에 맞는 적절한 치료가 필요합니다.

테니스엘보, 골프엘보는 언제든 팔꿈치 관절에 흔하게 발생할 수 있는 질환이지만 오랫동안 고생하며 참고 지내시다 찾아오는 경우가 대부분입니다. 팔꿈치 통증은 엘보 외에도 골절이나 탈구, 마모 등으로 이어질 수도 있고 척골 신경이 눌려 감각이나 운동장애가 생길 수도 있습니다. 스트레칭과 충분한 휴식 후에도 통증이 계속된다면 정확한 진단과 적절한 치료를 받으시길 바랍니다.

▶ TV홈닥터 더 나은 클리닉 '팔꿈치 통증, 다른 원인들' 편 방송 이야기가 궁금하다면?

손목 질환 통증에 따른 분류

손목터널 증후군, 방아쇠 수지증, 요골 경상돌기 건초염, 삼각 섬유연골 복합체 파열, 결절종

— 박경준 —

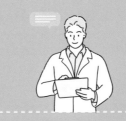

스마트폰 보기, 각종 업무에 집안일, 학업까지! 좀처럼 쉴 틈 없는 우리의 손목! 손은 사용량이 많은 만큼 다양한 질환에 노출되기 쉬운데요.

대표적인 손 관련 질환으로는 '손목터널 증후군', '방아쇠 수지증'을 꼽을 수 있고요. 다소 생소하지만 '요골 경상돌기 건초염', '삼각 섬유연골 복합체 파열', '결절종'이라는 손 관련 질환들도 있습니다.

인구 1천 명당 1명꼴로 발생하고 있는 손목 관련 대표 질환 '손목터널 증후군' 부터, 손가락 관련 질환까지 자세히 알아봅니다.

Q.

요즘 많이 들리는 질환이에요. '손목터널 증후군'은 무엇인가
요?

A.

'손목터널 증후군'이라고도 하고 '수근관 증후군'이라고도 하
는데요. 손바닥 아래쪽에 발생하는 질환으로, 상지에서 발생할
수 있는 신경 압박 질환 중에서 가장 흔한 것입니다. '정중신경'
이라는 신경이 눌리면서 그것과 관련된 증상이 나타나는 질환
입니다.

※ 수근관: 손바닥 아래쪽에 위치하여 아래팔과 손을 잇는 통로로 손목교,
손목터널 등으로 불린다.

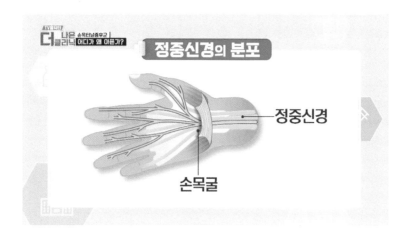

Q.

손목터널 증후군은 왜 생기는 것이며, 어떤 증상으로 알 수 있나요?

A.

원인이 뚜렷하지 않은 질환을 특발성이라고 하는데요. 손목터널 증후군 환자들은 특발성이 가장 많습니다. 원인을 모르는 거죠. 보통 40~60대에서 가장 많이 발생하고 있는데요. 결국엔 구조적인 문제입니다. '수근관'이라는 공간에는 손가락을 구부리는 9개의 힘줄과 정중신경이 있는데, 그 공간들이 좁아지면 신경이 눌리게 됩니다.

손목터널 증후군의 대표 증상은 다음과 같습니다.

① 엄지, 검지, 중지, 약지(절반만)의 감각 저하
② 밤에 손바닥 저림 증상이 나타남
③ 무지구(엄지손가락) 근육 위축

Q.

발병률이 상당히 높다고 들었어요. 점점 증가하고 있는 추세인가요?

A.

굉장히 많습니다. 인구 1천 명당 1명꼴인데요. 손목터널 증후군 환자의 숫자가 2008년에는 8~9만 명 수준이었는데, 2017년 이후에는 매년 약 18만 명 정도의 환자들이 발생하는 것으로 보고되고 있습니다. 특히 40~60대 중년 여성에게서 많이 발병되고 있습니다.

Q.

손목을 쉬게 하면 낫는 건가요?

A.

증상이 생긴 지 얼마 안 됐고, 가벼운 경우에는 약을 먹으면서 쉬면 차도가 있고요. 과도한 손목 사용으로 힘줄이나 신경이 부었을 때는 손목터널 부위에 스테로이드 주사를 놓아 염증을 가라앉혀줍니다. 이러한 치료는 보통 6~10개월 정도 진행해봅니다. 그런데도 손목의 힘 조절이 안 된다거나 차도가 있다 없다를 반복하는 경우 수술적 치료를 진행하게 됩니다.

Q.

손가락을 펼 때 방아쇠를 당기는 것 같은 저항감이 느껴져요.

A.

'방아쇠 수지증'이라고 합니다. 방아쇠 소리와 유사한 '딸깍' 하는 마찰음이 발생하기도 하고요. 손바닥 윗부분에 통증이 있습니다. 손가락이 굽혀지거나 펴지지 않기도 하고요. 영어로는 '트리거 핑거(trigger finger)'인데요. '트리거'가 방아쇠를 뜻합니다. 손가락을 구부릴 수 있는 '굴곡근'이라는 힘줄이 있고, 그 힘줄이 다니는 통로를 '활차'라고 하는데요. 활차가 좁아지든지 굴곡근이 두꺼워지든지, 그렇게 되면 힘줄이 원활하게 왔다 갔다가 안 되니까 뭔가 걸리는 거죠.

Q.
방아쇠 수지증의 치료법은 무엇인가요?

A.
① 대부분 충분한 휴식으로 자연 치료
② 약물치료: 비스테로이드성 소염진통제
③ 주사치료: 힘줄막(건막) 스테로이드 주사
④ 수술치료: 걸리는 인대 부위를 넓혀주는 수술

Q.
'방아쇠 수지증'과 '손목건초염'은 어떻게 다른 건가요?

A.
손목과 엄지손가락이 연결되는 곳이 바로 '경상돌기'입니다.

이 부위에 생기는 건초염(건막에 염증이 생기는 것)이 '요골 경상돌기 건초염'인데요. 엄지손가락을 위로 올렸을 때 만져지는 힘줄이 있을 거예요. 그 힘줄에 염증 반응이 생기는 병입니다.

※ 요골(노뼈): 손바닥을 앞으로 향한 자세에서 아래팔에 있는 2개의 뼈 중 바깥쪽의 뼈. 손목은 두 개의 뼈(요골, 척골)로 이루어져 있다.

Q.

'요골 경상돌기 건초염'의 특징이 있나요?

A.

조금 특징적인 것은 산모들한테 많이 온다는 점입니다. 출산 후 얼마 안 됐을 때 "손목이 너무 아파요!" 하고 오시죠. 하지만 그건 너무 걱정 안 하셔도 됩니다. 요골 경상돌기 건초염이 산모들한테 오는 경우는 대부분 자연 소실됩니다.

Q.

약을 먹어도 낫지 않을 때는 어떻게 해야 하나요?

A.

요골 경상돌기 건초염은 약물치료만으로도 차도가 있는 편인데요. 약을 먹어도 안 낫는 분들의 경우, 주사치료도 진행합니다. 방아쇠 수지증과 같이 스테로이드 주사를 사용하고요. 선천적으로 그 사이에 격막이라고 해서 각각의 작은 공간들이 또 나뉘어 있는 예도 있습니다. 힘줄이 최소 2개에서 많게는 4개까지 그 공간 안에 있는 것인데요. 이렇게 선천적으로 격막이 있는 분이 아프기 시작하면 잘 낫지 않습니다. 그런 경우에는 격막을 제거해주고 좁아진 힘줄을 넓혀주는 수술을 시행합니다.

Q.

손목 부위 중 새끼손가락 쪽에 통증이 있습니다. 이 또한 손목 질환인가요?

A.

손목의 바깥쪽을 만져보시면 '척골'이라고 하는 딱딱한 뼈가 만져지실 겁니다. 쉽게 말하면 연골인데요. 손목의 새끼손가락 쪽 통증이 있으시다면 '삼각 섬유연골 복합체 파열'일 가능성이 있습니다. 문손잡이를 돌릴 때, 빨래를 짤 때, 무언가를 짚고 일어날 때 통증이 있습니다.

> ※ 척골: 아래팔을 구성하는 두 개의 뼈 중 하나. 아래팔을 구성하는 또 하나의 뼈는 '요골 경상돌기 건초염'의 '요골'이다.

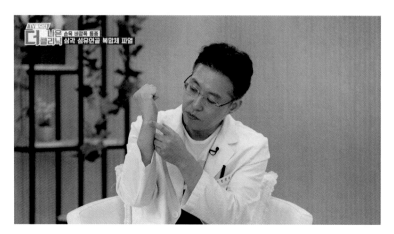

척골 해당 부위

Q.

'삼각 섬유연골 복합체 파열'의 발생 원인은 무엇인가요?

A.

원인은 대체로 다음과 같습니다.

외상성 원인	① 손으로 땅을 짚는 등 외부 충격 ② 힘을 주어 비틀거나 당기는 움직임으로 손상
퇴행성 원인	① 삼각 섬유연골 중앙부에 마모가 생겨 인대 손상 ② 직업상 손목 사용이 반복되는 목수, 주부, 프로게이머 등 해당

Q.

통증을 없애는 치료법도 궁금합니다.

A.

생각보다 단순합니다. 상지(팔)쪽의 질환들은 하지랑은 좀 달라서, 어떠한 동작을 취할 때 아프면 그 동작을 조금 피하는 것만으로도 덜 불편하게 쓸 수 있거든요. 처음엔 좀 불편하게 느끼지만 아픈 동작을 피하며 적응하다 보면 1년 이내에 좋아지는 경우가 많습니다. 약물치료와 함께 급성기 외상성이라면 통깁스 같은 치료를 하기도 하고요. 치료해도 낫지 않을 때는 봉합술이나 부분 제거술 등의 수술 요법을 시행하기도 합니다.

Q.

어느 날 손목에 볼록하게 혹이 생겼어요. 피부병인가요?

A.

'결절종'이라고 하는, 손에 발생하는 종양일 수 있습니다. 결절종은 손에 발생하는 종양 중 가장 흔한 것으로, 손등이나 손목 안쪽에 잘 생깁니다. 결절종은 양성 종양으로 우리 몸의 어느 부위든 다 생길 수 있는 질환인데요. 손목에 가장 많이 생기고요. 흔히 '물혹'이라고 이야기하는 것입니다.

Q.

물혹의 크기가 작은데도 통증은 굉장히 심합니다. 왜 생기는 거죠?

A.

결절종의 발생 원인은 아직 정확하게 밝혀지지 않고 있는데요. 다만, 외상성 요인과 퇴행성의 어떤 변화가 혼재돼 있지 않을까 추측하고 있습니다.

찐득한 꿀 또는 젤리 같은 느낌의 성분이 관절막에서 나오는 것입니다. 외상성이든 퇴행성이든 관절막에 작은 구멍이 생기는 건데요. 그 구멍을 통해 한 번에 많은 양의 관절액이 누출되는 게 아니라 조금씩 조금씩 계속 쌓이는 거죠. 그러면서 뭔가 막이 생기고 부풀어 오른 겁니다. 손목을 많이 쓰거나 관절염이 있으면 관절액이 더 많이 나오게 되고요. 무리하면 그 관절액이 딱딱해졌다가, 손목을 쉬게 하면 관절액이 좀 줄면서 다시 말캉말캉해지고 이런 식입니다.

이 결절종의 경우 초기에 통증이 더 심한데요. 그 이유는 처음에 크기가 작을 때 오히려 더 주변 신경들을 압박하기 때문입니다. 그래서 이러한 상태를 '잠재적 결절종'이라고 합니다. 결절종의 크기가 커지면 신경 자극은 줄어들기 때문에 오히려 통증이 없어집니다. 하지만 겉으로는 결절종이 만져집니다.

Q.

결절종, 제거하는 것이 최선일까요?

A.

통증이 없다면 꼭 제거할 필요는 없습니다. 나쁜 악성 종양이 아니므로 평생 갖고 지내도 인체에 해가 없고요. 결절종의 크기가 너무 커질 경우, 그 주변 신경을 압박해서 통증이 있을 수는 있습니다.

수술적인 치료의 원칙은 '통증이 심하거나 환자분이 제거를 원할 때'입니다. 통증은 없지만 미용 목적으로 제거를 원하시는 사례도 있는데요. 이러한 경우에도 흉터가 생기기 때문에 신중하게 생각해보시길 권해드리고 있습니다.

S' Doctor Says

통증, 참지 마시고 빠른 진단과 치료를 받으세요.

손이 저린 걸 참다가 병원에 늦게 오시거나, 진단 후 수술이 필요한데도 통증을 참아가며 1~2년 지내시는 분들을 보면 무척이나 안타깝습니다.
손 관련 질환은 진단부터 치료, 수술까지도 비교적 수월한 질환에 속하니까요. 너무 걱정하지 마시고 병원을 찾으시길 당부드립니다!

▶ TV홈닥터 더 나은 클리닉 '손목터널 증후군' 편 방송 이야기가 궁금하다면?

▶ TV홈닥터 더 나은 클리닉 '손목 질환, 통증에 따른 분류' 편 방송 이야기가 궁금하다면?

낯선 병명, 무서운 질병

대퇴골두 무혈성 괴사
avascular necrosis of the femoral head

— 황재연 —

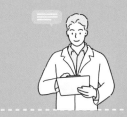

'고관절'은 골반과 대퇴골을 잇는 관절로, 골반과 다리가 만나는 지점에 있습니다. 이런 고관절이 괴사하는 무서운 병이 있습니다.

정확한 병명은 '대퇴골두 무혈성 괴사'입니다. 대퇴골의 머리에 해당하는 부위에 골(骨) 괴사가 일어나는 것인데요. 비교적 젊은 40~50대 사이에서 주로 발생하는 질병으로, 여러 요인이 복합적으로 관련된 것으로 알려져 있습니다.

무엇이 문제가 되길래 고관절 건강을 위협하는 걸까요? 예방과 치료 방법을 알아보겠습니다.

Q.

이름이 어렵습니다. '대퇴골두 무혈성 괴사'란 어떤 질병인가요?

허벅지뼈 위쪽 공처럼 둥근 부분으로 혈류가 차단되어 뼈 조직이 괴사, 죽었다는 것을 의미합니다.

A.

허벅지뼈의 윗부분은 골반뼈와 함께 고관절을 이루고 있는데요. 골반뼈와 맞닿아 있는 허벅지뼈의 위쪽 끝부분을 '대퇴골두'라고 합니다. 대퇴골두란 대퇴골의 머리 부분을 말하는 것인데요, '대퇴골두 무혈성 괴사'란 대퇴골두로 가는 혈류가 차단되어 뼈 조직이 죽는(괴사) 질환입니다. 괴사한 뼈에 지속해서 압력이 가해지면 괴사 부위가 골절되면서 통증이 시작되고, 이어서 괴사 부위가 무너져 내리면서 고관절 자체에 손상이 발생하게 됩니다.

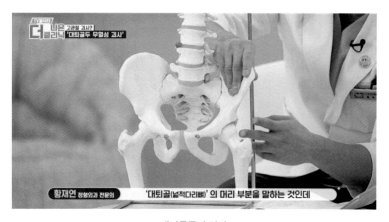

대퇴골두의 위치

Q.

원인은 무엇인가요?

A.

원인은 대체적으로 다음과 같습니다.

① 과다한 음주

② 콩팥 질환자

③ 스테로이드 사용 부작용

④ 장기 이식을 받은 경우

⑤ 통풍

⑥ 잠수병 환자

⑦ 방사선 노출

Q.

원인 가운데 알코올 섭취가 있는데요. 음주가 골 괴사를 부르는 걸까요?

A.

원인이 명확하게 밝혀지지는 않았습니다. 다만, 가장 유력한 근거로는 과음과 잦은 음주로 인하여 혈중 콜레스테롤이 높아지면서 미세혈관이 막히고, 혈액순환 장애로 이어져 발생하는 것으로 알려져 있습니다.

Q.

어떤 증상이 나타났을 때 의심할 수 있을까요?

A.

초기 단계에서는 별다른 증상이 나타나지 않고요. 증상이 나타날 때는 상당 시간 지난 후입니다. 증상은 다음과 같습니다.

① 체중 부하 시 고관절에 심한 통증
② 무의식적으로 앉거나 누워 있는 자세가 편안하다고 느낌
③ 다리를 절고 책상다리가 어려울 때
④ 대퇴골 함몰로 한쪽 다리 길이가 짧아진 것을 확인

Q.

환자의 비율은 어떤가요?

A.

전체 환자 수가 매년 꾸준히 증가하고 있는 추세인데요. 건강보험심사평가원의 조사에 따르면 2017년 31,493명이던 환자 수가 2021년 35,134명으로 증가했습니다. 남녀 비율을 보면 여성보다 남성이 1.6배 많았고요. 남성 환자 2명 중 1명이 4~50대 중년인 것으로 확인되었습니다.

Q.

병원에서의 진단은 어떻게 이뤄지나요?

A.

X-ray와 MRI 소견으로 진단할 수 있습니다. 과거에는 뼈스캔(전신의 뼈를 스캔하듯이 훑어보는 영상검사)을 통해서 진단을 많이 내렸는데요. 현재는 어느 부위의 골 괴사가 있을 때 혹시 다른 관절에도 괴사 부위가 있는지 확인하는 용도로 뼈스캔을 이용하고 있습니다.

Q.

환자 사례를 통해 자세한 설명을 들을 수 있을까요?

A.

'대퇴골두 무혈성 괴사 2단계'에 해당하는 환자 사례입니다. 좌측 대퇴골두와 비교해서 음영 변화로 보이는 선이 발견되었는데요. 다행히 2단계에 발견하여 수술적 치료보다는 경과 관찰하면서 지켜볼 수 있는 환자였습니다.

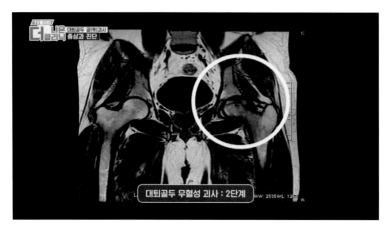

대퇴골두 무혈성 괴사 2단계 진행 환자 사례

 다음은 '대퇴골두 무혈성 괴사 4단계'에서 발견한 환자의 사례입니다. 정상 대퇴골두와 비교하면 확연한 차이가 느껴집니다. MRI 소견을 통하여 대퇴골두 무혈성 괴사로 이차적 관절염까지 진행된 것을 확인할 수 있었습니다. 사진에서 화살표 부위를 보면 대퇴골두 함몰이 나타납니다.

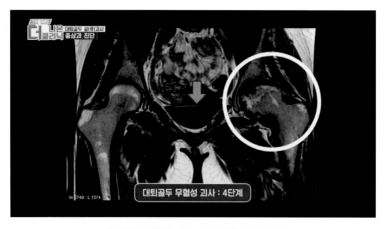

대퇴골두 무혈성 괴사 4단계 진행 환자 사례

Q.

치료는 어떻게 이뤄지나요?

A.

괴사의 진행 정도와 연령에 따라서 달라집니다. 괴사가 진행된 상태라도 통증과 불편감이 심하지 않으면 약물치료, 물리치료, 주사치료 등 보존적 치료를 하면서 경과를 관찰합니다. 대퇴골두가 함몰되지 않은 상황에서는 관절을 유지하는 방법을 선택할 수 있는데요. 괴사가 상당히 진행된 상태지만 연령대가 젊은 편이라면 '골 이식술', '회전 절골술' 등을 통해 대퇴골두 무혈성 괴사 진행을 늦출 수가 있습니다. 그러나 괴사가 심하고 골절 부위가 넓어져 환자의 일상생활이 어렵다면 고관절의 인공관절 치환 수술이 필요합니다.

Q.

수술 후의 관리도 중요하겠네요?

A.

'인공 고관절 치환술'을 받은 후에는 탈구가 되지 않게 조심해야 합니다. 특히 수술 후 초반에 탈구가 잘 발생하기 때문에 의료진의 지침에 따라 위험한 자세를 피해야 합니다. 또한 인공 고관절의 재질이 세라믹 소재인 경우가 있는데, 충격을 받으면 손상되거나 깨질 수 있으므로 이를 예방하기 위해 과격한 운동을 피하고, 일상생활에서 가급적 무리한 활동을 자제해야 합니다. 수술이 아무리 잘 됐어도 주의하지 않으면 재수술을 받아야 하는 사례도 있으므로, 병원에서 정기적으로 관리받는 것이 좋습니다.

S' Doctor Says

잦은 음주가 관절 혈액순환 장애로 이어질 수 있습니다.

낯선 병명으로, 처음 들어보는 분들이 많은 질병입니다. '대퇴골두 무혈성 괴사'는 아쉽게도 원인뿐 아니라 발생 과정에 대해서도 아직 정확하게 밝혀지지 않았는데요. 다만 여러 가지 위험 인자로 알려진 것은 음주, 약물 부작용, 콩팥·통풍 질환자, 방사선검사 등입니다. 이 가운데 실천이 가능한 것은 금주입니다. 과음과 잦은 음주는 관절의 혈액순환 장애로 이어진다는 것, 잊지 마세요!

▶ TV홈닥터 더 나은 클리닉 '대퇴골두 무혈성 괴사' 편 방송 이야기가 궁금하다면?

무릎 연골도 닳는다?

무릎연골연화증 chondromalacia of the patella

— 황재연 —

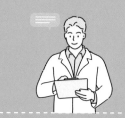

우리가 걷거나 뛸 때, 점프할 때 큰 충격을 받아내는 구조물이 있습니다. 무릎 관절의 움직임을 유연하게 돕는 일등 공신 '무릎 연골'인데요.

무릎 충격을 완화하는 데 결정적인 역할을 하는 연골의 두께는 고작 3㎜에 불과합니다. 이런 무릎 연골을 과하게 사용하면 발병하게 되는 '무릎연골연화증'은 무릎 관절의 각종 퇴행성 질환을 불러옵니다.

우리가 일상생활에서 무심코 했던 행동이 문제가 될 수 있다고 하는데요. 무엇을 주의해야 할까요?

Q.

'무릎연골연화증'이란 무엇인가요?

🔖 연골이 약해진 것을 의미합니다.

A.

'무릎연골연화증'은 말 그대로 연골이 어떠한 원인에 의해서 연해지고 약해지는 질환을 말합니다. 즉, 단단해야 할 연골이 부드러워지고 약해져서 발생하는 질환으로 주로 중장년층, 특히 여성에게 많이 발병합니다.

Q.

무릎 연골의 역할은 무엇인가요?

A.

무릎 연골은 관절강 안의 관절액을 골고루 분산시켜 관절의 움직임을 부드럽게 합니다.

※ 관절강: 서로 대하는 뼈와 뼈의 틈새로서 관절포에 의하여 싸여 있는 내강을 말한다.

Q.

무릎 연골은 두께가 어느 정도 되나요?

A.

무릎 표면을 덮고 있는 연골의 두께는 사람마다 차이를 보입니다. 대개는 3~4㎜, 4~5㎜ 두께로 보고 있습니다.

Q.

발병의 원인은 무엇인가요?

A.

과도한 사용이 문제가 될 수 있습니다. 스포츠 활동과 같은 과사용 외에도 골절 및 탈구와 같은 직접적인 외상, 근육 부족, 연골판 손상, 류마티스 관절염, 일반 관절염 등이 있을 수 있습니다. 그리고 무릎뼈와 무릎뼈 사이에는 '반원상 연골판'이라는 것이 있는데요. 반원상 연골판이 손상되거나 파열되면서 무릎 연골까지 손상을 입는 경우가 있습니다.

> ※ 반월상 연골판: 무릎 관절의 바깥쪽에 생기는 빈 곳을 채워주는 구조물로 무릎에 가해지는 충격을 흡수하는 역할을 담당한다.

Q.

무릎연골연화증도 퇴행성 질환인가요?

A.

대표적인 원인은 노화로 인한 퇴행성 변화와 반복적인 충격으로 보고 있습니다. 환자의 70%가 중년 여성으로, 여성이 남성보다 상대적으로 근육량이 적고, 폐경기 이후 여성호르몬의 저하, 쪼그려 앉기, 가사 노동 등이 원인이 될 수 있습니다. 무릎연골연화증은 손상 정도에 따라 1~4단계까지 진행되는데요. 4단계는 무릎 연골이 거의 없는 상태이고요, 퇴행성 관절염으로 진행됐다고 볼 수 있습니다.

Q.

무릎연골연화증의 증상은 어떻게 나타나나요?

A.

환자마다 증상을 다양하게 호소하지만, 대표적으로는 무릎 앞쪽이 뻐근하게 아픈 증상이 나타납니다. 특히 무릎을 꿇거나 쪼그리고 앉으면 발생하는 통증, 계단을 오르내릴 때 발생하는 통증, 반복적으로 무릎이 붓는 증상 등을 주의 깊게 볼 필요가 있습니다. 관절운동 범위의 제한도 증상 중 하나입니다.

Q.

어떤 검사로 무릎연골연화증 확인이 가능한가요?

A.

일단 환자가 무릎 관절운동 제한 등의 이상 증상을 일정 기간 이상 호소했다면 반드시 병원에서 검사를 시행해봐야 합니다. 검사로는 X-ray, MRI, 그리고 관절경검사가 있습니다. 초기 단계의 연골연화증은 X-ray에서는 관찰하기 힘들고 MRI 촬영을 통해서 확인할 수 있습니다.

Q.

진행 단계에 따라 눈에 띄는 변화가 있나요?

A.

다음 사진을 보면, ①번은 정상적인 연골을 가진 환자의 MRI 사진입니다. ②번 사진은 슬개골 내측에 1~2등급에 해당하는 연골연화증을 보여주고 있고요. ③, ④ 사진은 각각 슬개골과 대퇴골 4단계 연골연화증을 보여주고 있는 사진입니다. 4단계까지 진행되면 연골 두께의 변화와 전체적인 균형 및 손상 정도가 MRI 검사에서도 보입니다.

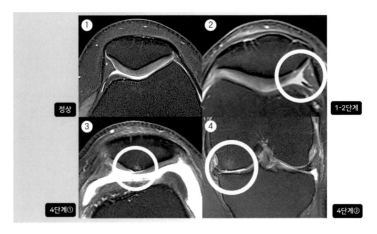

무릎연골연화증 단계별 연골 변화(MRI 소견)
출처: 성지병원

Q.

치료는 어떻게 이뤄지나요?

A.

치료는 비수술적 치료와 수술적 치료로 나뉠 수 있습니다. 이는 무릎연골연화증의 단계에 따라 달라집니다. 비수술적 치료는 주로 증상에 관련된 치료 방법인데요. 약물치료, 주사치료, 물리치료, 체외충격파 등 보존적 치료를 먼저 시행할 수 있습니다. 약물치료나 주사치료는 말 그대로 증상을 호전하기 위한 것이고요. 체외충격파 같은 경우는 손상 부위에 충격을 가해 힘줄, 인대 등의 조직을 다시 재생시키는 역할을 도모하는 것입니다. 초기, 중기 치료 시기를 놓친 4단계에서는 관절 내시경을 이용하여 수술적 치료를 고려해볼 수 있습니다.

Q.

무릎연골연화증을 유발하는 잘못된 습관과 예방법은 무엇인가요?

A.

잘못된 습관으로는 쪼그려 앉기, 양반다리 자세가 있습니다. 그 외에도 장시간 한 자세로 앉아 있는 것도 좋지 않고, 무리한 다이어트, 높은 힐을 신는 것도 좋지 않습니다. 무릎 연골 건강을 지키기 위해서는 평지 걷기, 물속 걷기, 실내 자전거 저단으로 돌리기 등의 운동이 좋습니다. 과체중은 연골에 좋지 않은 영향을 미칩니다. 적정 체중을 유지하는 것도 중요합니다.

S' Doctor Says

무릎 건강은 무릎 연골을 지키는 것부터 시작합니다.

무릎 건강은 결국 무릎 연골을 얼마나 건강하게 지키느냐와 관련이 있습니다. 평상시 양반다리, 쪼그려 앉기 등 생활 습관만 교정하여도 무릎 건강을 지키는 데 충분히 도움이 될 수 있습니다. 그런데도 증상이 발생한다면 병원에서 정확한 진단과 치료를 받는 것이 중요합니다.

▶ TV홈닥터 더 나은 클리닉 '무릎연골연화증' 편 방송 이야기가 궁금하다면?

삐끗한 발목, 방치하면 안 됩니다!

발목염좌 ankle sprain

—유인선—

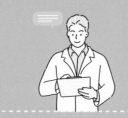

달리기 등 운동 후에 발목이 불편했던 경험 있으셨나요? 발목을 삐끗하거나 발을 헛디뎌서 다쳤던 기억도 있으시다고요? 대수롭지 않게 여겼다면, 주의 하셔야 합니다.

불안정한 상태가 지속되고 제때 적절한 치료가 이뤄지지 않으면, 한번 다친 발목은 회복되기까지 오랜 시간이 필요합니다.

발목에 흔하게 나타나는 발목염좌, 어떻게 치료하는 것이 좋을까요?

Q.

발목은 우리 몸에서 어떤 관절인가요?

A.

발목은 고관절부터 발바닥까지의 하지 중 말단의 관절입니다. 그러므로 고관절이나 무릎보다 외상으로 꺾여서 다치기 쉽고, 체중을 받아주는 마지막 작은 관절이기 때문에 피로도가 높을 수밖에 없습니다.

Q.

발목에 흔히 찾아오는 '발목염좌'란 무엇인가요?

A.

발목염좌란 발이 꼬이거나 접질렸을 때 발목 관절을 지탱하는 인대가 늘어나거나 손상된 것으로, 외상 질환의 일종입니다.

Q.

자주 삐끗하는 부위가 있나요?

A.

발목 바깥쪽을 보면 '전거비인대(거골뼈와 비골뼈를 잇는 인대)'가 있습니다. 이 부위가 가장 흔하게 손상되는 발목 부위입니다. 그 뒤를 잇는 손상 부위가 '종비인대(발뒤꿈치 종골뼈와 비골뼈를 잇는 인대)'가 되겠습니다. 그다음은 '후거비인대' 순으로 파열이 많습니다. 발목 안쪽(내측)으로 위치한 '삼각인대'는 다른 인대에 비해 비교적 넓게 붙어 있어서 쉽게 파열되지 않습니다. 발목염좌의 약 90%가 발목 바깥쪽 부위에서 일어납니다.

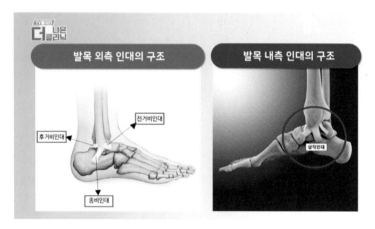

발목 인대의 구조 및 발목염좌 호발 부위

Q.

발목을 접질렸을 때 방치하면 어떻게 되나요?

A.

발목 골절도 치료를 받지 않으면 외상성 관절염으로 진행될 수

있습니다. 또한 발목 인대 손상이 반복되고 적절한 치료를 받지
않아서 인대 손상이 회복되지 않는다면 만성적인 발목 불안정성
으로 진행될 수 있습니다.

Q.
발목염좌 증상은 무엇이 있나요?

A.
먼저 발목 앞쪽 부위에 압통(압박하였을 때 느끼는 통증)이 있습니
다. 그리고 급성 손상, 염증 손상으로 붓고 아프다는 증상을 많
이 호소합니다. 급성기에는 체중을 싣고 서기 힘들 수 있고요.
통증은 주로 발목 외측 부분에 국한되지만 심한 경우 발목 내측
인대까지 손상되어 발목 전체 통증으로 나타날 수 있습니다.

Q.
어떤 검사로 발목 손상 여부를 판단할 수 있나요?

A.
X-ray로 뼈와 관절의 골절 여부를 확인할 수 있습니다. 그리고
'X-ray 동요(스트레스)검사'라는 것이 있습니다. '전방당김검사'라
고도 하는데요. 발목을 안쪽으로 벌려보고, 바깥으로 벌려봐서

인대의 손상 정도를 간접적으로 확인하는 것입니다. 이때 벌어진 각도가 15도 이상 혹은 건강한 반대쪽 발목과 비교해 10도 이상 차이가 벌어지면 인대의 파열을 의심합니다. 이는 급성기에는 추가적 인대의 손상을 줄 수 있어서 만성 발목염좌의 경우에 진단을 위해 시행하고 있습니다. 추가 검사가 필요할 때는 초음파나 MRI도 진행합니다.

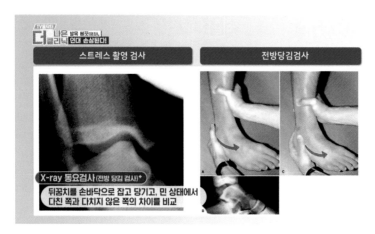

발목염좌 진단 및 검사 방법

Q.

발목염좌의 치료 방법에는 무엇이 있나요?

A.

보존적 치료로 'RICE 치료'가 대표적입니다. 휴식(Rest), 냉찜질(Ice), 압박(Compress), 올리기(Elevate). 그리고 여기에 부목치료(Protection)가 더해집니다. 또한 진통소염제를 포함한 약물치료를 병행합니다.

수술적 치료가 필요한 경우도 있나요?

A.

비수술적 치료 방법에도 불구하고 지속적인 통증이 있고 만성적인 발목 불안정성이 있는 경우에는 발목 인대의 손상이나 파열 정도가 심한 것으로 판단하고 MRI 정밀검사를 통해서 수술적인 치료를 고려하게 됩니다. 수술은 관절 내시경을 이용하여 관절 내 염증 및 연골 손상 부위를 치료하고 파열된 인대를 재건하는 '발목인대재건술'을 시행합니다.

※ 발목인대재건술: 파열된 인대의 두께와 방향을 재구성해 가장 비슷한 역할을 하는 항원 처리된 힘줄을 이식하는 수술

Q.

수술 후 관리 및 회복은 어떻게 해야 할까요?

A.

수술 후, 주 수에 따라 단계별로 체중 부하 금지에서 부분 체중

부하, 완전 체중 부하로 서서히 단계별 보행 훈련을 시작합니다. 적절한 시기에 맞는 족배·외번근 강화 운동도 병행하게 됩니다. 재건된 인대 및 근력을 강화하는 재활 운동인 셈이죠.

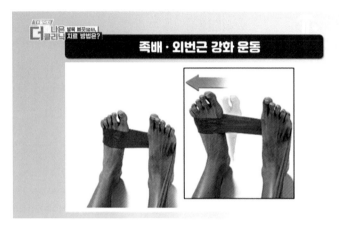

발목 질환 수술 후 재활 운동 방법

Q.

예방도 중요하겠죠?

A.

평소 발목 주변 근력을 균형적으로 유지하고 유연성을 증진해야 합니다. 운동 전 충분한 준비 운동을 통해 근육 긴장을 완화하고, 고르지 못한 표면에서 걷거나 뛸 때 주의가 필요합니다. 또한 전체적으로 피로한 상황에서는 운동 강도를 줄여야 합니다. 상황에 맞는 적절한 신발을 착용하는 것도 도움이 됩니다.

S' Doctor Says

발목염좌, 방치하면 더 큰 화를 부릅니다.

발목 인대 손상이 반복되고 적절한 치료를 받지 않아서 인대 손상이
회복되지 않는다면 만성적인 발목 불안정성으로 진행될 수 있습니다.
붓고 아픈 증상이 있고, 딛고 서기 불편하다면 전문의와 꼭 상담을 받
아보시길 바랍니다.

▶ TV홈닥터 더 나은 클리닉 '발목염좌' 편 방송 이야기가 궁금하다
면?

당신의 발, 안녕하십니까?

족저근막염 plantar fasciitis

— 박경준 —

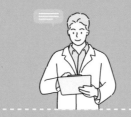

발은 우리 몸의 3~7배 이상의 하중을 견디는 부위입니다. 인간의 가장 큰 특징 중 하나인 직립보행에 없어서는 안 될 존재죠.

아침에 일어나 발을 내디딜 때 발바닥 통증이 계속되거나, 정상적으로 걸음을 옮기기 어려울 만큼 발바닥과 발뒤꿈치에 심한 통증을 느끼셨나요? 그렇다면 '족저근막염'을 의심해볼 수 있는데요.

걷기도 힘든 족저근막염. 그 증상과 예방법을 알아봅니다.

Q.

'족저근막염'은 어떤 질환인가요?

A.

'족저근막'은 발바닥에 있는 해부학적 구조물인데요. 종골(발꿈치뼈) 안쪽에서 시작돼 발가락뼈까지 연결된 발바닥의 근육을 싸고 있는 두꺼운 섬유막(결합 조직)을 말합니다. 바로 이 족저근막의 반복적인 미세 손상으로 인해 염증이 생겨 발꿈치와 발바닥에 통증이 생기는 질병을 '족저근막염' 혹은 '발바닥건염'이라고 합니다.

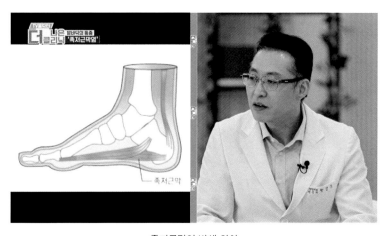

족저근막염 발생 위치

> ※ 족저근막: 발의 아치를 유지하고, 걸을 때마다 스프링처럼 작용하여 발에 전해지는 충격을 흡수한다. 발 전체에서 받는 하중의 약 14%를 감당하며 보행하는 역할을 담당한다.

Q.

족저근막염은 왜, 어떤 분들에게 생기는 건가요?

A.

다음과 같은 원인이 있을 수 있습니다.

① 발의 무리하고 과도한 사용

② 갑작스럽게 발바닥에 충격을 주는 경우

③ 당뇨, 관절염 등 자가면역질환자(자가면역질환이 자기 힘줄 쪽을 공격해서 통증이 나타날 수 있음. 주로 양쪽이 아픈 양측성 증상으로 나타남)

④ 비만, 과체중

⑤ 요족(발등이 위로 볼록 올라온 발), 평발(발바닥이 평평한 발)

⑥ 장시간 서 있거나 딱딱한 신발, 하이힐의 장시간 사용

Q.

대표적인 증상은 무엇인가요?

아침에 일어나 첫발을 디딜 때 심한 통증이 온다면 족저근막염을 의심해볼 수 있습니다.

A.

대표적인 증상이 아침에 일어나서 처음 걸을 때 뒤꿈치가 아프다는 느낌을 받는 거예요. 뒤꿈치에 통증이 오는 거죠. 처음에는

이상하다 싶은데 조금 걷다 보면 또 안 아파서 '별거 아닌가 보다' 생각하기 쉽습니다. 대수롭지 않게 여기고 일을 하거나, 일상생활을 하시잖아요. 그러면 통증이 매일매일 반복되다가 점점 진행되면서 아침에만 아픈 게 아니라 활동을 하면 할수록 저녁에도 아프고, 밤에도 아프고 이런 식으로 증상이 나빠집니다.

Q.
족저근막염은 어떻게 치료하면 좋을까요?

A.
치료 방법이 극적이지는 않습니다. 6개월 이상 걸리기 때문에 힘들어하시는 분들이 많아요. 우선은 약물치료를 진행하고, 상황에 따라 깔창과 같은 보조기를 처방하기도 합니다. 간혹 스테로이드 주사를 놓기도 하지만 부작용이 생길 수 있어 선호하는 치료법은 아닙니다. 염증이 생긴 족저근막 쪽에 충격을 주는 충격파치료를 하기도 하고, 장기적으로 고통스러워하는 환자의 경우 수술적 치료를 처방하기도 합니다. 하지만 꾸준히 스트레칭을 하고 도수치료나 물리치료와 같은 보편적인 치료만으로도 90% 정도는 치유가 되니까요. 인내심을 갖고 꾸준히 치료하시는 게 중요합니다.

Q.

재발하기도 하나요?

🦵 나이가 들수록 발뒤꿈치의 지방체인 팻 패드의 위축이 오면서 족저
근막염 발생 확률이 높아집니다.

A.

네. 족저근막염은 치료될 가능성이 많은 대신, 재발의 경우도
많습니다. 나이가 들면서 발뒤꿈치의 지방체인 '팻 패드(fat pad)'
의 위축이 옵니다. 쉽게 말해 발뒤꿈치의 쿠션이 얇아지는 겁니
다. 근력이 아치를 형성하는 데는 발뒤꿈치 쪽 아킬레스건과 발
가락 힘줄이 잡아주는 역할을 하는데, 뼈도 약해지고 근육이 약
해지게 되면서 탱탱하게 잡아주는 닻줄이 느슨해진다고 생각하
시면 돼요. 그래서 나이가 들면서 재발하는 경우가 많은 거죠.
생각보다 꾸준한 관리가 필요합니다.

Q.

예방하기에 좋은 운동법 같은 게 있을까요?

A.

다음과 같은 운동을 하면 도움이 됩니다.

앉아서 하는 운동 '발바닥 잡아당기기'	① 앉은 상태에서 양손으로 발끝을 잡는다. ② 발을 몸쪽으로 10~15초 부드럽게 당겨준다. ③ 같은 동작을 5~10회 반복한다.
서서 하는 운동 '벽 밀기 운동'	① 벽을 마주 보고 편안하게 선다. ② 아픈 발을 뒤로 빼고 발뒤꿈치까지 완전히 바닥에 붙인다. ③ 앞의 다리는 무릎을 살짝 구부리고, 뒤의 아픈 다리를 쭉 편다. ④ 그 상태로 벽을 밀듯이 종아리 뒤쪽이 당길 정도로 힘을 준다. ⑤ 10~15초 정도 힘을 줬다 풀기를 반복한다. ⑥ 다리를 바꿔 똑같은 방법으로 반복한다. ⑦ 끼니마다 10세트씩 반복한다.

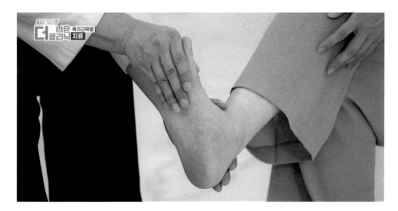

족저근막염 예방 스트레칭 1

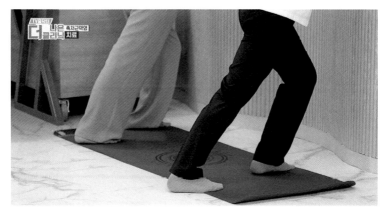

족저근막염 예방 스트레칭 2

S' Doctor Says

웃음은 발에서 시작된다!

발은 모양이나 색상, 체온, 감각으로 건강 상태를 보여주고, 혈액을 다시 심장으로 밀어 올리는 펌프 역할을 해서 인체의 축소판이자 '제 2의 심장'이라고 불립니다. 하지만 족저근막염은 나이나 건강 상태와 관계없이 비교적 흔하게 발생하는 질병이죠. 꾸준한 예방 운동으로 야외 활동의 근간, 행복한 삶을 지탱하는 발바닥 건강을 챙기시기 바랍니다.

▶ TV홈닥터 더 나은 클리닉 '족저근막염' 편 방송 이야기가 궁금하다면?

백 세 인생,
든든한 뼛속부터 시작된다

골다공증 osteoporosis

— 박경준 —

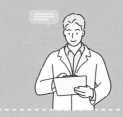

골다공증이란 노화나 폐경, 영양결핍과 같은 원인으로 골 생성 작용보다 골 흡수 작용이 활성화되면서 뼈의 강도가 약해져 외부로부터의 골절 위험이 수반되는 전신계 골격 질환을 말합니다.

나이가 들면 피부에 주름이 생기는 것처럼 뼈도 노화하기 마련인데요, 건강한 뼈를 유지하기 위해서는 어떤 노력을 해야 할까요?

Q.

골다공증, 어디에 문제가 있는 건가요?

A.

뼈는 우리 몸을 지탱하는 대들보이자 폐나 심장 같은 주요 장기를 보호하는 중요한 신체 기관 중 하나입니다. 골조직 손실로 뼈의 밀도가 줄고 질적인 변화로 뼈의 강도가 약해져 외부로부터 골절 위험이 수반되는 전신적인 골격계 질환을 '골다공증'이라고 합니다.

Q.

골다공증을 진단하는 방법이 있나요?

A.

가장 일반적인 방법이 '이중 에너지 방사선 골밀도 측정법'입니다. 방사선을 이용해 척추와 고관절 등의 골밀도를 측정하는 것입니다. 세계 보건기구는 건강한 젊은 성인 평균 골밀도 수치와의 차이를 기준으로 하는 T점수(T-score)로 골다공증 기준을 제시하고 있는데요. 척추와 허벅지 부위(대퇴골)의 골밀도를 측정한 수치(T-score)가 -2.5 이하면 골다공증으로 진단합니다. 골다공증이 많이 진행된 경우(뼈의 무기질 밀도가 30~40% 이상 감소한 경우)에는 X-ray 촬영을 통해서도 골다공증 여부를 확인할 수 있습니다.

※ 이중 에너지 X선 흡수 계측법: 뼈의 강도 측정 방법 중 가장 일반적인 것으로 인체 특정 부위 뼈의 치밀도를 확인. 젊은 나이의 골밀도와 비교한 T 점수로 평가

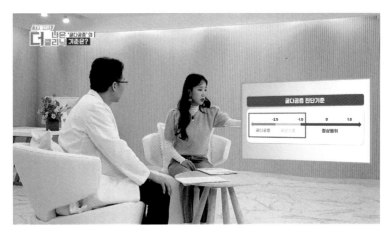

골다공증 진단 기준(T점수)

Q.

골다공증도 피부 노화나 시력 저하처럼 자연스러운 현상인가요?

🖐 자연적으로 발생하는 일차성 골다공증과 여러 요인에 의해 발생하는 이차성 골다공증으로 분류합니다.

A.

골다공증은 노화에 의해 자연적으로 발생하는 '일차성 골다공증'과 여러 질환이나 약물 등으로 인해 발생하는 '이차성 골다공

증'으로 분류할 수 있습니다.

일차성 골다공증의 원인	① 폐경 후 호르몬 변화 ② 노인성 골다공증(노년기 자연적 발생) ③ 원인을 알 수 없는 특발성 골다공증 ④ 연소성 골다공증(청소년이나 젊은 층에 발생)
이차성 골다공증의 원인	① 갑상선 질환, 위장관(위, 소장, 대장) 질환 등 원인이 되는 질환으로 인해 발생 ② 흡연, 음주, 섭취 중인 약제, 스테로이드 부작용 등

Q.

골다공증의 증상은 어떻게 나타나나요?

A.

'이차성 골다공증'의 경우 전형적인 골다공증의 증상보다는 '원인 질환'에 대한 증상으로 나타납니다. 특정 질병 치료를 위해 먹는 약이 뼈에는 오히려 나쁜 영향을 미칠 수 있는데요. 예를 들어 스테로이드의 경우 골 형성과 칼슘 흡수를 억제하기 때문에 골밀도는 물론 성호르몬을 감소시켜 골다공증의 가능성이 많아집니다.

'일차성 골다공증'의 경우 증상이 있을 수도, 없을 수도 있습니다. 전조증상이나 환자의 상태에 따라 각기 다르다는 얘기입니다. 예를 들어 폐경 후 손발이 붓고 저린 증상이 있다거나 키가 줄거나 허리 통증이 있다면 골다공증을 의심해볼 수 있습니다. 과거 골절 경험이 있는 어르신도 골다공증을 의심해볼 수 있고요. 하지만 골다공증은 대부분 그 자체만으로는 거의 증상이 나타나지 않고, 주요 증상이 대부분 골절로 나타나다 보니 안타깝게도 뼈가 부러진 후에야 발견하는 경우가 많습니다.

Q.

특히 여성 발병률이 높다고 하는데, 이유가 뭔가요?

A.

여성호르몬 감소가 골다공증에 미치는 역할이 크기 때문입니다. 폐경 여성의 경우 여성호르몬인 에스트로겐의 분비가 급격히 줄게 되는데, 뼈를 파괴하는 파골세포 억제 효과가 있는 에스트로겐 수치의 변동으로 뼈가 소실되는 골 흡수가 약 90% 증가합니다. 반면 뼈 형성은 45%만 늘어 골다공증에 더 취약해지게 되는 거죠. 따라서 건강을 위해서는 충분한 칼슘 섭취와 혈중 비타민D 수치 유지가 중요하고요. 여성의 경우 더욱 적극적인 관심과 세심한 관리가 필요합니다.

Q.

골다공증의 합병증은?

A.

가장 위험한 합병증이 '골절'입니다. 골다공증이 심한 노년층의 경우, 드물지만 기침이나 재채기만으로도 척추 골절이 올 수 있습니다. 골절은 대부분 수술해야 하는 경우가 많습니다. 하지만 제때 치료를 받지 않고 방치를 하면 다양한 합병증으로 목숨을 앗아갈 수도 있습니다. 실제로 고관절 골절 환자의 경우 2년 이내 사망률이 70% 이상, 수술 전후에 발생하는 합병증으로 인해 골절 1년 이내 사망률 역시 30%나 될 정도로 치명적입니다. 따라서 골다공증이 의심되거나 골다공증이 발생했다면 최대한 빨리, 반드시 치료를 받아야 합니다.

Q.

골다공증, 어떻게 치료해야 할까요?

🦷 칼슘, 비타민D의 꾸준한 섭취가 중요합니다.

A.

골다공증은 당뇨병이나 고혈압처럼 완치 개념이 없습니다. 일반적으로는 약물치료를 하는데, 골다공증 치료제는 하루에 한 번 먹는 약부터, 6개월에 한 번 맞는 주사제까지 투약 기간과 제형이 다양합니다.

골다공증은 오랜 기간 꾸준히 치료해야 하는 만큼, 전문의와 충분한 상담을 통해 최적의 치료제를 선택하는 것이 좋습니다.

더불어 칼슘이나 비타민D를 꾸준히 섭취해 골다공증을 관리하는 것이 중요합니다.

Q.

골다공증 치료제 부작용을 걱정하는 분들도 많으시더라고요.

A.

일부 치료제의 경우 몸살 감기나 근육통처럼 열이 나거나 역류성 식도염 등이 생길 수 있습니다. 여성호르몬 제제인 일부 약의 경우 유방암의 발생 위험이 있고요. 비스포스포네이트(bisphos-phonate) 계열의 약물은 비전형골절(치료제 장기 복용으로 뼈가 단단해져 사기그릇이나 분필처럼 부러지는 성질로 변하는 상태)과 같은 부작용이 발생하기도 하는데요. 골다공증 치료는 완치보다는 더욱 악화하지 않도록 유지하고, 조절하는 것이 목표입니다. 따라서 반드시 전문의와 상담 후 치료를 진행하시기 바랍니다.

Q.

골다공증도 예방할 수 있나요?

A.

평소 생활 습관이나 식사로도 충분히 예방할 수 있습니다. 짜

게 먹으면 소변을 통해 칼슘이 많이 빠져나가기 때문에 음식은 싱겁게 먹는 게 좋습니다. 운동은 신체에 체중이 적절하게 실리는 달리기나 등산을 권장합니다. 하지만 골다공중이 심한 환자의 경우 격렬한 운동을 하다 골절이 생길 수 있으니 지나치게 무리가 가는 운동은 삼가는 것이 좋습니다. 폐경된 여성이나 60세 이상, 그리고 골다공중 고위험군은 정기적인 골밀도 검사를 통해 뼈 건강에 관심을 두고 꾸준히 관리하는 게 중요합니다.

S' Doctor Says

노화를 늦추는 열쇠, 뼈 건강에 있습니다.

눈가 주름, 건망증, 기억력 저하, 당뇨병… 뼈가 약해져 생길 수 있는 몸의 변화들입니다. 뼈가 젊으면 내부 장기뿐만 아니라 혈액도 건강하게 유지할 수 있는데요. 한 번 시작된 노화로 인한 질환은 되돌리기 어려운 만큼 골다공증은 예방이 중요합니다. 뼈 건강을 유지하는 방법, 건강한 식생활과 적절한 운동입니다. 노화를 늦추고 싶다면, 뼈 건강에 투자하세요.

 TV홈닥터 더 나은 클리닉 '골다공증' 편 방송 이야기가 궁금하다면?

척추 수술,
현미경과 내시경의 차이점은?

미세침습 척추 수술ESS : Endoscopic Spine Surgery

— 조영욱 —

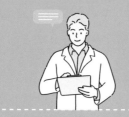

나이가 들면 자연스레 허리가 굽고 척추관이 좁아지는 등 퇴행성 변화가 찾아오기 마련입니다. 척추 모양은 제각각이란 말도 그래서 생겨난 말이겠지요.

대부분의 척추 질환은 퇴행성의 변화로 일어나며, 보존적 치료로 다스리는 경우가 많습니다. 하지만 치료에 반응하지 않거나 자주 재발하는 경우 수술을 고려해볼 수밖에 없는데요.

척추 수술은 어떤 변화를 겪어왔고, 최신 척추 치료법에는 무엇이 있을까요?

Q.

척추 수술, 과거와 현재 무엇이 달라졌나요?

A.

일반적으로 피부 절개를 크게 해서 맨눈으로 수술하는 경우를 '고식적 수술'이라고 하는데요. 이 경우에는 출혈이 많이 발생하기 때문에 수혈을 해야 하는 경우도 있고, 근육이나 뼈 손상이 심할수록 통증도 심하며 회복도 오래 걸리게 됩니다. 특히 척추를 지지해주는 후관절의 손상이 발생할 수 있어요. 그럴 경우에는 '척추 불안정증'도 생겨서 나사로 묶는 유합술이 필요한 경우도 많아집니다. 반면에 현대 '미세침습 수술'은 출혈이 훨씬 적고, 후관절의 손상을 최소화해서 유합술을 피할 수 있고, 회복도 앞당길 수 있습니다.

척추 수술의 방법+	고식적 척추수술	최소침습 척추수술
	맨눈으로 수술	현미경이나 내시경
절개 상처	크다	적다
출혈량	많다	적다
근육, 인대, 관절손상	발생	최소화
수술 후 통증	심하다	적다
입원기간	길다	짧다

과거와 현대의 척추 수술 방법

Q.

미세(최소)침습 척추 수술이란 어떤 치료 방법인가요?

A.

척추 수술을 하게 되면 피부 절개가 필요하고, 근육, 인대, 뼈에 어느 정도 손상이 발생하게 되는데요. '미세침습 척추 수술'은 그 손상을 최대한 줄이는 수술이라고 생각하시면 됩니다. 겉으로 피부 절개도 작게 하지만 더욱 중요한 것은 눈에 보이지 않는 척추 구조물들에 손상이 적게 가도록 하는 부분입니다. 복부 수술할 때 복강경(배 안의 장기를 검사하는 내시경)을 이용해서 담석증이나 맹장염, 위암 같은 여러 수술을 하듯이 '미세침습 척추 수술'은 현미경이나 내시경을 이용해 허리 디스크나 척추관협착증 같은 척추 질환을 치료하는 것이라고 보면 되겠습니다.

Q.

미세침습 척추 수술에서 현미경과 내시경 수술의 차이점은 무엇인가요?

A.

'현미경 수술'과 '내시경 수술'의 가장 큰 차이점은 절개 크기입니다. 내시경 수술이 절개 범위가 작습니다. 반면에 한 번에 볼 수 있는 시야의 차이는 내시경이 더 좁아요. 출혈의 위치는 현미경이 더 빠르게 찾을 수 있고요. 카메라 각도를 구석구석 옮겨서 자세하게 볼 수 있는 것은 내시경이 더 유리합니다. 또한 내시경은 물을 계속 주입해서 세척하면서 수술을 하므로 공기 접촉이 없어서 감염 가능성이 적습니다. 하지만 물속에서 수술을 하므로 수술 중에 뇌척수액이 새는 것을 확인하기 어려울 수 있습니다. 둘 다 장단점이 있으므로 상황에 따라서 내시경 수술이나 현미경 수술을 선택할 수 있습니다.

Q.
'척추 내시경 수술'도 두 가지 선택지가 있다고요?

① 단방향 절개술: 1개의 구멍만 절개, 손상이나 감염 최소화

② 양방향 절개술: 2개의 구멍을 절개, 더욱 넓은 범위 확보

A.
쉽게 말하면 단방향은 절개하는 구멍이 하나이고, 양방향 내시경은 두 개의 구멍을 통해서 수술하는 방법입니다. 내시경 수술은 기본적으로 1㎝ 미만의 절개로 단방향이건 양방향이건 최소 절개로 시행할 수 있는데요. 기존의 단방향 내시경으로는 두꺼워진 뼈를 제거하기는 어려워서 터진 디스크를 제거하는 경우에만 제한적으로 시행했다면, 양방향 내시경으로는 뼈를 제거하기 위한 드릴 등 여러 기구를 양방향에서 사용할 수 있기 때문에 수술이 가능한 범위가 훨씬 다양해졌다고 볼 수 있습니다.

Q.

'미세침습 척추 수술'은 어떤 환자들에게 적용되는 건가요?

A.

대부분의 척추 질환에 가능한데요. 주로 허리 디스크나 척추관 협착증같이 신경이 눌려서 심한 통증이나 마비가 발생한 경우에 하게 됩니다.

Q.

환자 사례를 통한 자세한 이야기 부탁드립니다.

A.

양방향 척추 내시경 수술이 개발되고 가장 도움이 된 질환이 '추간공협착증'입니다. 77세 여성 환자분 사례입니다. 수술 전 MRI 소견에서 추간공이 까맣게 막혀 있는 모습을 볼 수 있었는데요. 양방향 척추 내시경으로 '추간공확장술'을 시행하고 하얗게 퍼진 것을 볼 수 있습니다.

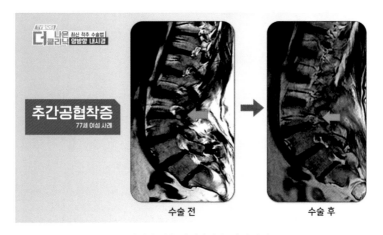

양방향 척추 내시경 수술 환자 사례

Q.

미세침습 척추 수술 후 후유증, 합병증은 없나요?

A.

미세침습 수술 자체가 공기 접촉이 적습니다. 수술 후 감염도 적게 생기고 통증도 덜하기 때문에 수술 후 써야 하는 진통제 같은 약물도 덜 사용하게 되므로 약물에 의한 부작용이 훨씬 적게 발생합니다. 디스크 재발은 어떤 수술을 한다고 해도 가능성은 일부 있습니다. 다만, 관절 손상에 의한 척추불안정증이 상대적으로 적어 척추유합술을 최대한 피할 수 있습니다.

Q.
대부분의 척추 질환자가 내시경 수술을 받는 추세인가요?

A.
대부분의 척추 환자들을 대상으로 할 수 있지만, 척추의 변형이 심해서 교정을 해야 하거나 관절 여러 마디에 불안정성이 있어서 여러 부위에 유합술을 해야 하다든지 과거 수술을 여러 번 해서 심한 유착으로 신경막 손상이 예상되는 경우에는 내시경 수술이 힘든 사례도 있습니다. 이런 경우는 미세침습 척추 수술, 내시경 수술이 어렵다고 판단하고 현미경 수술이나 고식적 수술을 선택합니다.

S' Doctor Says

척추 수술은 정확하고 세밀하게 보는 것이 중요합니다.

척추 질환의 치료를 위한 비수술적 방법들이 많이 개발되었습니다.
하지만 증상이 지속된다든지 다리 마비 같은 신경 증상이 있는 경우
는 수술이 필요하게 되는데요. 척추 수술을 할 때는 신경을 다루기 때
문에 정확하고 세밀하게 보는 것이 중요합니다. 최근 신경 손상을 최
소한으로 하는 내시경 수술이 개발되어서 많은 수술장에 보급되고 있
는 추세입니다.

▶ TV홈닥터 더 나은 클리닉 '미세침습 척추 수술' 편 방송 이야기가
궁금하다면?

▶ TV홈닥터 더 나은 클리닉 '양방향 척추 내시경 수술' 편 방송 이야
기가 궁금하다면?

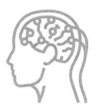

제 2 부

신경외과 / 외과

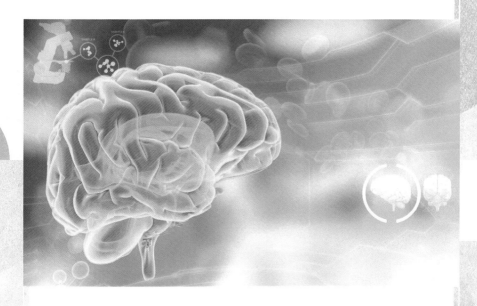

지끈지끈 아픈 머리가 보내는 시그널

두통 headache

— 조영욱 —

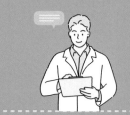

머리가 지끈지끈하고 깨질 듯이 조여와 우리를 괴롭히는 질병이 있습니다. '두통'입니다.

흔히 '시간이 약이다'라고 생각하거나 진통제를 챙겨 먹는 게 대부분인데요. 두통을 그대로 방치했다가는 더 큰 질병이 우리를 위협할 수 있습니다.

누구나 겪지만 무시하면 안 되는 우리 몸의 시그널. 두통을 일으키는 다양한 질환을 알아봅니다.

Q.

두통에도 종류가 있나요?

🥄 검사상 특별한 이상이 없는 '일차성 두통'과 방치를 하는 경우 심각한 장애나 사망에 이를 수 있는 '이차성 두통'이 있습니다.

A.

두통은 크게 '일차성 두통'과 '이차성 두통'으로 나눌 수 있는데요.

두통 환자 중에 머리가 아파서 병원에 갔는데 MRI라든가 여러 가지 검사를 해도 뚜렷한 원인이 안 나오는 경우가 있어요. 그럴 때를 '일차성 두통'이라고 합니다. 긴장형 두통이나 편두통이 여기에 해당합니다. 사실상 거의 모든 두통 환자가 일차성 두통에 해당한다고 보실 수 있습니다.

'이차성 두통'은 뇌에 뚜렷한 원인이 있는 경우를 말합니다. 뇌졸중, 뇌혈관 질환, 뇌종양, 뇌수막염과 같은 특정한 질병이 원인이 되어 두통이 발생하는 겁니다. 두통이 있을 때 '별일 아니겠지' 하고 넘어가는 경우가 많은데요. 이차성 두통을 방치하는 경우에는 사망이나 심각한 장애를 남길 수 있으니까요, 두통이 있을 땐 주의 깊게 살펴보는 것이 중요합니다.

Q.

어떤 경우에 병원을 찾아 진료를 받아야 할까요?

A.

두통에도 위험한 신호가 있습니다. 이차성 두통일 경우에는 뇌압이 올라가 구토를 하기도 합니다. 목이 뻣뻣해지고 고열이 난다면 뇌수막염을 의심해 볼 수도 있습니다. 다음의 두통 체크리스트 가운데 한두 가지만 해당해도 이차성 두통일 가능성이 있으니까요. 반드시 병원을 찾으시기 바랍니다.

두통의 위험신호 체크리스트
☐ 50대 이후 새로운 형태의 심한 두통이 시작될 때
☐ 두통이 수일, 수주 동안 점차 심해질 때
☐ 기침, 배변 또는 성행위 후 갑자기 찾아오는 두통
☐ 구역질이나 구토가 동반되고 점차 심해짐
☐ 열이 나고 목이 뻣뻣한 경우
☐ 임신 중이거나 암으로 치료 중인 경우
☐ 시력이 떨어지거나 팔다리에 힘이 없는 경우
☐ 자꾸 졸거나 자려고 하는 경우
☐ 머리를 다친 이후 두통이 점차 심해지는 경우
☐ 아침에 심한 두통, 수면을 깨우는 두통

Q.

어느 날 갑자기 심한 두통이 생겼어요. 어떤 질환을 의심해야 할까요?

　🖋 갑작스럽게 심한 두통이 올 경우 뇌동맥류를 의심해봐야 합니다.

A.

　뇌 질환과 관련이 있는 두통을 '이차성 두통'이라고 하는데요. 동맥혈관의 약해진 부분의 한쪽이 꽈리 모양으로 튀어나오는 병이에요. 실제로 뇌동맥에 생긴 혈관 기형이 1㎝ 이하로 작은 경우도 많거든요. 작은 혈관 기형이 꽈리 모양처럼 커지다가 갑자기 터지면 출혈이 생깁니다. 출혈이 심한 경우 의식을 잃거나 마비 증상이 생겨 대부분 응급실로 오시게 되는데요. 부풀어 오른 꽈리 모양의 크기가 갑자기 커지거나, 혹은 꽈리 모양의 뇌동맥이 일부 터지고 피가 멈춘 경우 참기 힘든 극심한 두통이 동반될 수 있습니다.

※ 뇌동맥류: 뇌동맥 일부가 약해져 그 부분이 풍선이나 꽈리처럼 부풀어 오르는 질환

Q.

　뇌동맥류 질환에 따른 두통의 전조증상으로는 어떤 것들이 있을까요?

A.

뇌동맥류 같은 경우에는 뇌동맥이 꽈리처럼 볼록 솟아오르기 때문에 터지지 않더라도 주변 신경을 건드릴 수가 있어요. 비교적 가장 흔한 부위가 '동안신경'입니다. 눈동자를 움직이게 하는 신경이에요. 그래서 그쪽이 고장 나면 신경마비가 오고, 눈동자가 잘 안 움직입니다. 그래서 한쪽으로 오게 되면 한쪽 눈동자가 잘 안 움직이면서 바깥쪽으로 좀 쏠리게 돼요. 그러면 사물이 두 개로 보이는 복시 현상이 생기게 됩니다.

또 '안검하수'라고 해서 눈꺼풀이 처지게 돼요. 눈꺼풀이 처지면 눈을 뜰 수가 없죠. 눈꺼풀이 처지고 눈동자가 밖으로 쏠리면서 물체가 갑자기 두 개로 보인다. 이럴 때도 뇌동맥류를 의심해보시고 병원에 가서서 검사를 받아보셔야 합니다.

> ※ 동안신경: 머릿골 신경으로 눈꺼풀과 동공 크기 조절 등을 담당
> ※ 안검하수: 눈꺼풀이 처져 시야를 가리는 현상

Q.

그 밖의 질환으로 인해 두통이 유발되는 경우도 있나요?

A.

다음과 같은 경우가 있을 수 있습니다.
① 대상포진에 의한 두통
② 고혈압

③ 감기나 뇌수막염

④ 경추성 두통(목뼈에서 두피로 가는 신경의 혈액 장애로 발생)

⑤ 커피나 흡연

Q.

뇌혈관성 두통 치료, 무엇을 알아야 하나요?

A.

뇌혈관성 두통이 발생했을 때, 말이 어눌하거나 팔다리에 힘이 빠진다면 당연히 머리의 이상이 의심되어 병원에 가게 되는데요. 두통만 있는 경우에는 진통제만 복용하고 치료 시기를 놓치기도 합니다.

그중에서 '뇌동맥류'란 병이 가장 위험할 수 있습니다. 뇌에 있는 혈관이 꽈리 모양으로 부풀어 올라서 생기는 병인데 평소에는 별다른 증상이 없습니다. 하지만 이것이 터지게 되면 뇌 전체로 퍼지기 때문에 순간적으로 뇌압이 올라가서 갑자기 굉장히 심한, 평생 경험해보지 못한 두통이 오게 됩니다. 만약에 터진 상태로 출혈이 멈추지 않으면 급사하는 병입니다. 터지고 바로 출혈이 멈춘 경우에는 목덜미에서 머리까지 아프기 때문에 고혈압이나 목 디스크 때문에 아픈 것으로 오해하는 상황도 있습니다. 하지만 갑작스러운 두통은 심각한 장애를 일으키거나 생명의 위험신호일 수도 있습니다. 반드시 병원에서 진료를 받으시기 바랍니다.

Q.
단순 두통인 줄 알았다가 위험 징후가 발견된 사례도 있나요?

A.
매우 많습니다. 40대 여자 환자로 20대 때부터 자주 편두통 양상의 두통이 반복돼 진통제를 드셨던 분이 있는데요. 3년 전부터 편두통이 발생하면 반나절 이상 한쪽이 욱신거리고, 아프고, 속도 울렁거리고, 일반 진통제가 듣지 않아 일상생활이 힘들 정도여서 내원하셨던 분입니다. 편두통은 뇌혈관이 수축했다가 늘어나기를 반복하면서 심하게 팽창될 때 아픈 것입니다. 그래서 두통 발작이 생겼을 때는 뇌혈관을 수축시키는 약을 쓸 수가 있습니다. 두통 발작 치료약인 '혈관수축제'를 쓰고, 3년 동안 별 탈 없이 잘 조절이 되셨던 분입니다. 그러던 중 갑자기 구토를 동반한 두통이 생겨서 내원했는데 MRI를 시행하니 뇌동맥류로 진단되어 늘어난 혈관을 막는 '코일색전술' 시술을 받고 무사히 퇴원하신 사례가 있습니다.

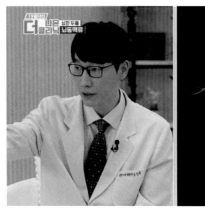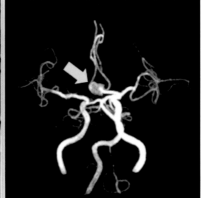

MRI를 통해 발견한 뇌동맥류

Q.

뇌동맥류에 따른 두통, 적절한 치료법은?

A.

뇌동맥류가 파열된 경우에는 반드시 치료하셔야 되는데요. 수술적 치료와 시술이 있습니다. 과거에는 무조건 머리뼈를 열고 터진 혈관을 찾아서 클립으로 된 수술 기구로 묶는 수술을 했어요. 요즘에는 '코일색전술'을 통해 간단하게 치료를 하고 있습니다. 하지만 출혈량이 많은 경우에는 출혈 자체를 제거해야 하므로 수술이 필요한 경우도 있습니다.

※ 코일색전술: 허벅지의 동맥을 따라 올라간 카테터(주입관)가 뇌동맥류까지 다다라 백금 코일이 꽈리 전체를 메우며 파열을 막아주는 시술법

S' Doctor Says

두통이 보내는 신호를 무시하지 마세요.

두통이라는 증상은 같지만 그 원인은 다양합니다. 과도한 스트레스로 인해 혈관을 정상으로 돌리기 위해 우리 몸이 기진맥진해지면서 편두통이 올 수도 있고, 갑상샘 기능 저하에 의해서도 나타날 수 있습니다. 동맥류가 파열된 경우에도 뇌출혈로 인해 갑작스럽게 극심한 두통이 찾아올 수 있고요. '별일 아니겠지' 하고 넘겼다가는 심각한 질병으로 발전하거나 목숨을 잃을 수도 있다는 점 기억하시고, 두통의 숨겨진 이유를 놓치지 마시기 바랍니다.

 TV홈닥터 더 나은 클리닉 '심한 두통' 편 방송 이야기가 궁금하다면?

최대한 빨리, 무조건 병원으로!

충수염 appendicitis

― 문진수 ―

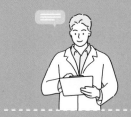

참기 힘든 복통으로 급하게 수술한 경우 흔히 '맹장 수술했다'라고 표현하는데요. 보통 맹장염이라고 부르는 질환의 정확한 명칭은 '충수염'입니다.

충수에 생기는 염증인 '충수염'은 해마다 10만 명 정도가 수술할 정도로 빈번하게 발생하는 질환인데요. 단순하게 복통으로만 생각해서 참고 있다가 터지게 되면 목숨까지 위협할 수 있으므로 절대 가볍게 생각해서는 안 됩니다.

충수염은 최대한 빨리 병원을 찾아야 하는 질환이기 때문에 그 특징을 잘 알아둘 필요가 있습니다. 충수염에 대해서 자세히 알아봅니다.

Q.

충수염, 우리 몸에 '충수'라는 기관이 있는 건가요?

A.

그렇습니다. 우리가 흔히 맹장염이라고 부르는 '충수염'은 충수(맹장 끝 약 10㎝ 길이의 돌기 형태로 위치)에 급성 또는 만성의 염증성 변화가 생긴 것으로 대부분이 급성 충수염입니다. 충수는 배의 오른쪽 아랫부분에 위치한다고 보시면 됩니다. 남녀 상관없이 모두 우하복부에 위치합니다. 그림을 보시면 왼쪽(우리 몸의 오른쪽에 위치) 아래 대장이 시작되는 부분에 동그랗게 볼록 나와 있는 부분이 맹장이고요. 맹장 끝부분에 꼬리같이 나와 있는 것이 바로 충수입니다. 이 충수 부위에 생기는 염증을 충수염이라고 하는 거죠.

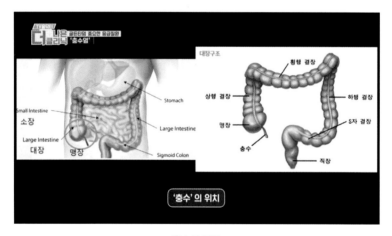

충수의 위치

Q.

'충수염'과 '맹장염', 헷갈릴 수 있을 것 같은데요. 무엇이 다른 가요?

A.

맹장은 대장에 생긴 염증의 일부, 장염의 일종이기 때문에 약물로도 치료할 수 있고요. 충수염은 조금 더 관심을 가져야 하는 게, 약물만으로는 치료가 되지 않고 수술해야 치료가 가능한 질환입니다. 게다가 충수염의 경우 시기를 놓치게 되면 심각한 상황까지 갈 수 있으므로 조금 더 관심을 두고 최대한 치료를 서두르시는 게 중요합니다.

Q.

충수염 통증의 특징은 무엇인가요?

A.

1단계: 체한 것처럼 명치 부위가 아프고 더부룩
2단계: 배꼽 근처 복부 중간 부위의 통증
3단계: 오른쪽 아랫배의 통증
이렇게 충수염은 통증의 전형적인 진행 방향이 있습니다. 위가 아파서 병원에 갔는데 충수염 진단이 나오지 않는 경우 '어? 오진이네!' 이렇게 생각하시는데요. 병원에 조금 빨리 가셨을 경우 그럴 수 있고요. 시간이 지나면서 배꼽 있는 쪽으로 통증이 내려오고, 그다음 오른쪽으로 가면 '충수염일 수 있겠다!'라고 짐작하시면 됩니다.

Q.

충수염과 비슷한 복통을 일으키는 질환으로는 어떤 게 있을까요?

A.

급성 장염, 요로결석, 신장염, 급성 담낭염, 급성 췌장염, 십이지장 궤양, 심근경색증 등이 있습니다. 어린이들은 장중첩증, 임파선염이 발생한 경우 충수염과 비슷한 통증을 느끼게 됩니다. 통증 발생 시 정확한 진단 없이는 병명을 알기 힘드니 병원 방문이 꼭 필요한 이유이기도 합니다.

Q.

충수염의 진단은 어떻게 이루어지나요?

A.

충수염의 진단에서 100% 정확한 검사법은 없고요. 환자가 어떻게 아팠는지의 병력 청취와 진찰 소견이 가장 중요합니다. 혈액검사는 몸 안의 염증이 어느 정도인지를 아는 데 도움을 주고요. 소변검사는 요로결석 같은 다른 질환과의 구별을 위해 시행합니다. 복부 X-ray 촬영 같은 경우는 충수염 자체의 진단보다는 어떠한 병인지를 감별하기 위해서 시행합니다. 최근에는 초음파 검사와 CT 촬영을 통해서 진단율이 많이 높아졌는데요. 여기에도 여전히 한계가 있습니다. 충수의 모양과 위치는 사람에 따라서 매우 다양하고요. 병의 진행 과정에 따라서 증상이 매우 다양하므로 앞서 말한 특징적인 증상들이 나타나지 않는 경우가 많거든요. 이러면 진단에 어려움이 많습니다. 그러나 충수염을 다른 질환으로 오인했을 때의 위험성이 상당히 크기 때문에, 일단 환자가 우하복부에 통증을 호소하고 만져서 아픈 소견이 있으면 급성 충수염부터 먼저 의심해야 합니다.

Q.

충수염, 빨리 치료하지 않으면 위험한 이유는 무엇인가요?

📋 충수염 천공 → 복막염 초래(장폐색, 골반염, 요관 염증 유발 등)

A.

충수염의 합병증은 충수염이 천공(궤양, 암종 따위로 인해 위벽이나 장이 터져서 구멍이 생김)되어 복막염을 일으키는 것입니다. 충수 안에 있는 염증이 배 안에 다 퍼지게 되면서 배 안에 고름이 차게 되는 양상이 될 수가 있는데요. '옛날에 어린 왕들이 갑자기 배가 아프다가 죽었다'라는 이야기 들어보셨을 겁니다. 사망한 어린

왕들이 대부분 충수염이 있다가 터지면서 복막염이 돼서 사망했을 거라고 추측하고 있는데요. 그만큼 복막염은 전신적인 염증을 일으켜서 생명을 잃을 수 있는 위험한 합병증을 초래합니다. 그래서 충수염이 발견되면 천공이 되기 전에 가능한 한 빨리 수술을 하는 것을 원칙으로 합니다.

수술이 늦어지면 천공이 되어 복막염이 되기도 하지만, 농양이 생겨서 배 속에 고름 주머니가 생기기도 합니다. 그리고 주위 조직인 장들이 염증 부위에 유착되어 장폐색을 유발하기도 합니다. 여성 같은 경우는 근처에 난소가 있으므로 여성 생식기 주변으로 염증이 퍼져서 골반염을 유발할 수도 있습니다. 또 염증이 심할 때는 요관에 염증을 유발해서 비뇨기과적 문제를 유발할 수도 있습니다.

Q.

충수염의 치료 방법, 어떤 선택지가 있을까요?

A.

안타깝게도 선택지는 수술밖에 없습니다. 충수에 염증이 생기게 되면 대부분 3일 이내에 터지기 때문에, 복막염이 되거나 고름 주머니를 형성하게 돼 결국은 신체에 큰 해를 끼칠 수 있고요. 아주 연세가 많으시거나 특별한 병이 있어서 수술이 어려운 경우에는 일단 터진 부분에 고름만 밖으로 빼는 장치를 해서 늦게 수술하는 경우가 있긴 하지만, 근본적인 치료법은 수술이라고 할 수 있습니다.

Q.
혹시 충수를 떼어내도 우리 몸에 이상이 생기진 않나요?

A.
네. 사실 충수에 어떤 커다란 기능은 없고, 어렸을 때 면역에는 조금 도움이 되지 않겠냐는 추측을 하고 있는데요. 실질적으로 우리 신체에 어떤 영향을 미치는 게 없어서, 충수를 떼어낸다고 해도 우리 신체에 느껴지는 증상은 전혀 없다고 보시면 됩니다. 충수를 제거해도 몸에 지장이 없으나 오히려 염증이 발생했을 때 수술을 할 수 없는 상황이면 생명에 지장을 줄 수도 있습니다. 그래서 해외에 오래 머물러야 하는 상황을 앞두고 예방 차원에서 수술을 하기도 합니다.

Q.
충수염 수술 후, 바로 일상생활이 가능할까요?

A.
네. 요즘에는 대부분 수술을 복강경으로 하는데요. 수술하고 나서 3~4시간만 지나면 걸어 다닐 수 있고요. 하루 정도 지나면 식사도 가능해서 생활하는 데 전혀 문제가 없습니다. 회복이 빠른 분들은 수술하고 하루 이틀 후 퇴원하십니다.

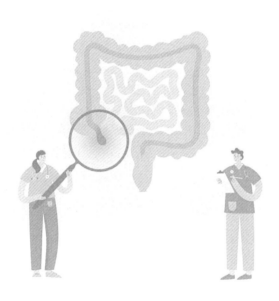

배가 아픈 양상이 조금 다릅니다.

우리가 충수염을 예방할 방법은 없지만, 배가 아픈 양상이 조금 다르다고 느끼실 거예요. 왠지 좀 기분 나쁘게 아프면서 오른쪽 아래로 통증이 내려가는 경우, 방치하지 마시고 초기에 병원을 찾아 적절한 치료를 하시면 간단히 치료할 수 있는 질환 중 하나입니다.

 TV홈닥터 더 나은 클리닉 '충수염' 편 방송 이야기가 궁금하다면?

종아리 혈관이 울퉁불퉁

하지정맥류 varicose vein

— 송창수 —

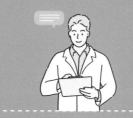

평소 다리가 퉁퉁 붓고 무겁게 느껴진다면? 당신도 '하지정맥류'일 수 있습니다.

하지정맥류는 언제든 발병할 수 있는 만큼 세심한 주의가 필요한데요. 자연 치유가 어렵고 꾸준히 진행되기 때문에 초기 치료와 예방 관리가 필요합니다.

Q.

'하지정맥류'는 어떤 질환인가요?

A.

우선 '정맥류'란 인체의 정맥이 어떤 원인에 의해 혹처럼 확장되고 부풀어 오르는 증상입니다. 마찬가지로 인체의 동맥이 어떤 원인에 의해 혹처럼 확장되고 부풀어 오르는 증상을 '동맥류'라고 합니다.

그래서 하지정맥류는 주로 다리와 발의 정맥 내 판막 손상에 의한 혈액의 역류로 인해 혈액이 심장으로 올라가지 못하고 고이면서 정맥이 팽창하여 발병하는 증상을 말합니다.

Q.

다리에 파란 핏줄이 보이면 하지정맥류라고 판단해도 될까요?

A.

파란 핏줄이 보인다고 해서 모두 다 정맥류는 아니고요. 그냥 파란 핏줄이 보이는 건 정상 혈관일 수 있습니다. 정맥류는 혈관이 망가져서 구불구불하게 되는 특성이 있어 지렁이처럼 보입니다. 따라서 하지정맥류는 CEAP 분류법으로 판단하게 됩니다.

CEAP 분류 중 C분류법	
C0	no visible or palpable signs of venous disease (정맥 질환의 뚜렷한 징후가 없음)
C1	모세혈관 확장증 또는 망상정맥
C2	지렁이처럼 튀어나온 정맥류
C3	튀어나온 정맥류 + 부종
C4	튀어나온 정맥류 + 피부 변화(착색, 습진, 경화)
C5	C4 + healed ulcer(치유된 궤양)
C6	C4 + active ulcer(진행성 궤양)

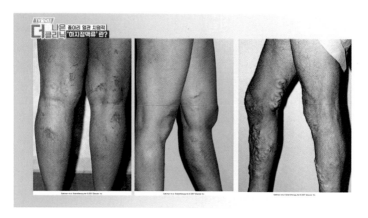

CEAP 분류법에 의한 하지정맥류 사례: 증상 C0, C1, C2

Q.

외관상 혈관 돌출 외에 다른 증상이 있을까요?

A.

하지정맥류의 대표적인 증상으로는 하지 피로감이나 무거움,

국소적으로 쑤시는 느낌이나 칼로 찌르는 느낌, 야간의 경련성 통증(쥐가 나는 증상)이나 하지 불안감, 다리가 차갑거나 시리고 뜨거운 증상이 있습니다.

Q.

하지정맥류의 원인은 무엇인가요?

🍸 노화가 가장 큰 원인입니다. 다리의 펌프는 종아리 근육이거든요. 나이가 들수록 혈관이 약해지고 밸브가 망가지면서 펌프 역할을 제대로 하지 못해 올라가는 힘이 줄어들고, 피가 밑으로 쏠리는 겁니다.

A.

하지정맥류의 원인은 다음과 같습니다.

① 연령: 나이가 증가하면서 정맥 내의 판막이 약해지고 기능 부전이 발생

② 성별: 남성보다 여성이 많음(임신, 호르몬 변화 원인)

③ 유전: 20~50%가 유전력에서 발병

④ 비만, 과체중: 하지정맥의 압력 증가(임신 말기, 복강 내 종괴)

⑤ 직립 자세: 장시간 같은 자세로 서 있는 직업(군인, 교사, 매장 직원 등)

Q.

여성 환자의 비율이 높은 이유는 무엇인가요?

　　여성호르몬은 정맥을 확장시키는 경향이 있습니다.

A.

　건강보험심사평가원의 조사에 따르면, 2021년 하지정맥류 환자는 24만 명으로 전년도 대비 발병률 15% 증가 추세입니다. 그 가운데 여성 환자의 비율이 약 69%를 차지하고 있는데요. 임신이나 생리 전, 폐경기의 호르몬 변화가 하지정맥류의 발생에 중요한 역할을 하는 것으로 보고 있습니다.

Q.

하지정맥류 진단은 어떻게 내려지나요?

A.

　직립 자세에서 통증의 양상 및 분포, 피부의 변화, 정맥염에 의한 염증 반응의 유무, 확장된 혈관의 분포 및 굵기 등을 관찰한 후 '정맥 초음파검사'를 통해 하지정맥류의 위치 및 근원을 찾습니다.

Q.

하지정맥류의 치료법은 무엇인가요?

🦵 하지정맥류는 정맥 안의 밸브가 기계적으로 망가진 것과 같기 때문에 약으로 치료되지는 않습니다. 비수술적인 방법으로 증상을 완화하거나 수술을 통해 망가진 혈관을 제거해줘야 합니다.

A.

치료 방법으로는 다음과 같은 것이 있습니다.

비수술적 요법	① 압박요법: 탄력 붕대나 의료용 고탄력 스타킹으로 다리에 압력을 주어 정맥의 순환을 보조하는 방법. 그러나 적정 압력 이상의 스타킹은 오히려 혈액순환을 방해해 부작용을 일으킬 수 있어 적절한 스타킹을 처방받는 것을 추천 ② 혈관 경화요법: 확장돼 역류가 있는 부위의 혈관에 약물을 주사. 일정 기간 압박하여 치료하는 방법. 근본적인 치료법이 아니므로 정도가 심한 경우 수술과 병행하는 경우가 많음
수술적 치료	① 고위결찰술 및 복재정맥 발거술 ② 혈관 내 레이저치료술, 고주파치료술 ③ 생체 접착제를 이용한 정맥 폐쇄술 ④ 혈관 경화제를 이용한 기계 화학 정맥 폐쇄술

Q.

하지정맥류 환자에게 도움이 되는 생활 습관으로는 무엇이 있을까요?

A.

운동, 체중 감량, 다리 올리기 운동 등이 있습니다. 그리고 장시간 서 있거나 앉아 있지 않기, 다리 꼬지 않기 등이 있습니다.

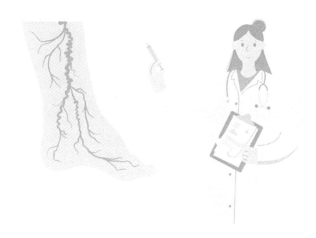

S' Doctor Says

가벼운 운동으로 종아리 근육을 강화해주세요.

혈액순환에 있어서 정맥은 동맥과 달리 자체 압력이 없어 걷고 움직일 때마다 발생하는 종아리 근육의 수축, 이완 운동의 힘으로 심장까지 올라갈 수 있는 추진력을 얻습니다. 하지정맥류의 증상을 완화하는 가장 좋은 방법은 가벼운 운동을 통해 종아리 근육을 강화하는 것입니다. 또, 다리를 꼬거나 양반다리를 하는 것, 기름지고 짠 음식을 즐기는 것처럼 혈액순환을 방해하는 나쁜 습관을 버리는 것이 좋습니다.

 TV홈닥터 더 나은 클리닉 '하지정맥류' 편 방송 이야기가 궁금하다면?

환자가 2배 이상 늘어난 병!

담석증 cholelithiasis

— 문진수 —

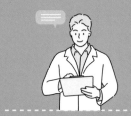

우리 몸에서 벌어지는 기이한 현상 중 하나가 바로 몸속에 돌이 생기는 '담석 증'이 아닐까 싶은데요. 일반인들의 30% 정도, 10명 중 3~4명에게 담석이 있 는 것으로 통계에 나와 있을 정도로 담석증 환자가 늘고 있습니다.

떼굴떼굴 구를 정도로 극심한 통증을 동반하는 '담석증'의 원인과 증상, 치료 방법에 대해 알아봅니다.

Q.

담석증의 '석' 자가 혹시 '돌 석(石)'인가요? 담석증의 원인은 무엇인가요?

💧 담낭의 위치: 오른쪽 갈비뼈 아래 부근, 배 위쪽

A.

네. 많은 분이 궁금해하시는 부분인데요. 담석증의 '석' 자는 '돌 석(石)' 자가 맞습니다. 우리 몸의 오른쪽 복부 위쪽에 간이 있고요. 바로 밑에 붙어 있는 게 쓸개, 즉 '담낭'이라고 합니다. 그 담낭 안에 생기는 돌이 '담석'입니다. 담석이 생기는 이유는 좀 복잡합니다. 간에서 담즙을 만들게 되고요. 그 담즙을 간에다 보관하고 있다가, 식사 후에 십이지장으로 내려와서 그것이 음식물과 섞이면서 소화를 하게 되는데요. 이 담즙을 구성하는 여러 가지 물질이 있습니다. 물, 콜레스테롤, 담즙산, 빌리루빈, 지방, 단백질 등입니다. 이 중 '담즙산'이 지방을 분해하는 일을 하는데, 콜레스테롤이 높거나 빌리루빈이 높게 되면 그것이 침전이 생기면서 알맹이로 있다가 계속 커지게 되는 거죠. 그래서 돌처럼 딱딱해지고 그것이 나중에는 담석으로 발견되게 됩니다.

> ※ 담낭: 간에서 생성, 분비되는 담즙을 신체에서 필요할 때 사용하기 위해 저장하고 농축해두는 주머니

Q.

담석증 진단은 어떻게 하게 되나요?

A.

대부분 처음에는 소화불량을 많이 말씀하세요. 오심과 구토를 얘기하시고요. 소화불량은 사실 우리 몸 소화 장기 어딘가에 문제가 생겨도 동반되는 증상이기 때문에 흔한 증상일 수 있고요. 그다음에 "오른쪽 위쪽 배가 아픈 것 같다", "기름기 있는 음식을 먹고 나면 더 소화가 안 되고 배가 아프다" 하시는 분도 계십니다. 담석이 좀 크거나 좀 진행이 되면 등 뒤까지 뻗쳐서 아프다고 하십니다. 이러한 담석을 초기에 치료하지 않으면 그 합병증으로 황달이 올 수도 있고요. 염증이 생기게 되면 열이 나고, 오한도 느낄 수가 있습니다.

Q.

몸속에 굴러다니는 돌, 생각만 해도 불편한데요. 대표적인 증상이 복통인가요?

A.

네. 아무래도 우리 몸, 담낭에 돌이 있으면 담즙의 흐름을 방해하기 때문에 통증을 느끼는 게 일반적입니다. 그래서 "배가 아프다", "약을 먹어도 통증이 덜하지 않다", "소화가 안 된다" 하시는 분들이 많고요. 통증이 심해서 떼굴떼굴 구르다가 응급실에 실려 오는 경우도 많이 볼 수 있습니다. 보통 담석증은 CT나 초음파로 검사하게 되는데요.

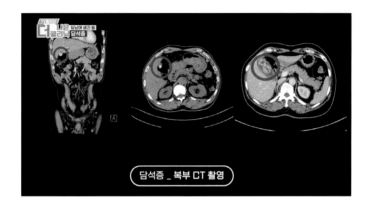

사진 속 빨간색 동그라미 안, 하얀 돌 보이시죠? 첫 번째 사진과 두 번째 사진에서 자그마한 담석을 볼 수 있고요. 세 번째 사진은 담낭을 거의 다 차지하고 있을 만큼 큰 돌 두 개가 박혀 있는 것을 볼 수가 있습니다.

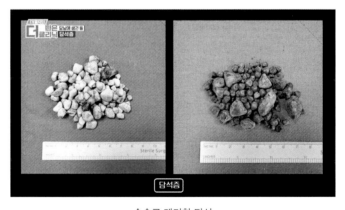

수술로 제거한 담석

담석증 환자의 담낭 제거 수술 사례입니다. 두 사진 모두 각각 한 사람에게서 나온 담석인데요. 대부분은 1~4개 정도의 담석이 발견되지만 사진과 같이 수십 개, 많게는 100개 이상인 경우도 있습니다. 담석의 모양도 제각각입니다. 어떤 것들은 일부러 공깃돌을 만들어놓은 것처럼 예쁘게 다듬어진 모양도 있고요. 또 어떤 것들은 크게 뭉쳐지지 않고 모래같이 자잘한 모양의 담석들도 있습니다. 3㎝가 넘는 큰 돌이 있는 분도 계시는데요. 이런 분들 같은 경우에는 '그냥 위가 좀 안 좋아서 그러려니' 하고 참고 넘기다가 담석이 점점 커진 예입니다. 담석이 딱 한 개가 있지만 그것이 입구를 막고 있어 통증이 심할 때는 수술로 이어집니다. 이 또한 자주 있는 사례입니다.

Q.

그렇다면 담석증의 발병 원인은 주로 어디에서 찾을 수 있을까요?

A.

담석증은 보통 40세 이상에서 많이 발병하고요. 여성이 남성보다 2배 정도 더 많이 발생하는 것으로 보고되어 있습니다. 그리고 가족력이 있는 사람, 비만, 콜레스테롤 수치가 높은 사람, 급격한 다이어트로 체중 감소가 심한 사람, 당뇨가 있으신 분들, 음주, 흡연과도 관련이 있는 것으로 밝혀져 있습니다.

Q.

담석이 있더라도 통증이 없을 수도 있잖아요. 그래도 수술을 해야 하는 건가요?

A.

수술 여부는 담석의 위치와 크기에 따라서 판단하게 되는데요. 담석 크기가 작아도 입구를 막고 있으면서 증상이 자주 발현하면 수술을 권해드리고요. 또 담석의 크기가 너무 큰 경우에는 조만간 담석에 의한 통증이 생길 수 있어서 수술을 권해드리고 있습니다. 자그마한 돌이 1~2개 있지만 아무런 증상이 없으면, 조금 지켜보면서 증상이 생길 때까지 기다릴 수도 있지만요. 고령일수록 수술하기도 어렵고요. 담석이 생긴 분들은 거의 증상이 나타나기 때문에 담석이 발견되면 제거하는 게 조금 더 큰 위험 없이 지내실 수 있습니다. 또 항간에는 '담낭이 없으면 소화가 안 된다'라고 말씀하시는데요. 전혀 사실이 아닙니다.

Q.

담석증, 특히 더 조심해야 하는 분들이 계실까요?

A.

네. 당뇨가 있는 분들도 담석이 많이 생기고요. 어쨌든 신체적인 이유로 수술하기 위험한 고혈압이나 당뇨, 심장병이 있는 분들 같은 경우에는 응급 상황이 되었을 때 수술이 쉽지 않을 수 있으므로, 되도록 건강하실 때 치료받길 권유합니다.

Q.

담석증, 재발 우려도 있을까요?

A.

담석 수술을 하면 담낭을 같이 제거하기 때문에 재발할 수는 없습니다. 보통 담석이 생겼던 담낭은 거의 기능을 잃었기 때문에, 담석과 담낭을 같이 제거하는 수술이지 담낭만 두는 그런 수술 방법은 없습니다. 수술로 담낭을 제거할 경우 환자분이 느끼는 증상도 거의 없는 것으로 알려져 있습니다.

Q.

담석증 예방을 위한 실천법도 있을까요?

A.

네. 가장 어려운 거죠. 체중 관리, 콜레스테롤 수치 관리를 잘하셔야 하는데요. 우리나라 사람들이 제일 좋아하는 게 삼겹살에 소주 아닙니까? 그런데 이 두 가지가 같이 있을 때 담석을 유발할 수 있는 악조건이라고 알려져 있습니다. 쉽지 않지만, 건강하기 위해서는 입이 즐거운 음식은 횟수를 조금 줄이셔야겠습니다. 그리고 급격한 체중 변화 또한 담석을 많이 만듭니다. 얼마 전, 담석증으로 고생하는 15세 청소년의 담낭 제거 수술을 했는데요. 갑자기 체중을 많이 줄이면서 담석이 생긴 것으로 유추된 사례입니다.

S' Doctor Says

담석증은 담낭 제거 수술로만 치료가 가능합니다.

현재 통증이 없더라도, 담석이 생긴 분들은 나중에 거의 증상이 나타나기 때문에 발견 즉시 제거 수술을 하는 게 낫습니다. 항간에는 '담낭이 없으면 소화가 안 된다'라는 소문도 있는데요. 전혀 사실이 아니니 걱정하지 않으셔도 됩니다.

 TV홈닥터 더 나은 클리닉 '담석증' 편 방송 이야기가 궁금하다면?

조기 발견이 완치율 높인다

유방암 breast cancer

— 문진수 —

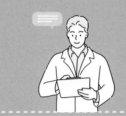

해마다 2만여 명의 여성이 유방암 진단을 받고 있습니다.

최근에는 젊은 여성들에게 발병하는 사례도 증가하는 추세인데요. 누구도 유방암으로부터 안전하다고 할 수 없다는 얘기입니다.

초기에는 증상이나 통증도 없어 자칫 치료 시기를 놓칠 수 있는 유방암. 그 원인은 무엇인지, 진단부터 치료법까지 자세히 알아봅니다.

Q.

'유방암'은 어떤 병인가요?

A.

간단하게 말씀드리면 유방 조직에 생기는 암이라고 말씀드릴 수 있겠습니다. 여성뿐 아니라 남성에게도 생길 수 있는데요. 퇴화하기는 했지만 남성도 유방 조직이 있기 때문입니다. 대부분 유방 조직의 유관이나 소엽(유선이 모여 있는 곳)에서 발생하게 됩니다.

Q.

유방암 환자의 연령 분포는 어떻게 되나요?

A.

유방암은 특이하게 40세부터 49세까지 많이 발병합니다. 상대적으로 젊은 연령의 유방암 발생률이 높습니다. 이는 서구에 비해 약 3배 정도 높은 수치로, 우리나라 여성들에게 특히 많이 발생한다고 보시면 됩니다.

Q.

유방암의 원인은 무엇인가요?

A.

여성호르몬인 에스트로겐에 노출된 기간과 대부분 관계가 있어, 가장 많이 주목받고 있는 이유는 호르몬입니다. 그 외에도 식생활과 생활 습관을 꼽기도 합니다. 인스턴트 식품의 섭취와 지방질 식사의 증가, 흡연이나 음주 역시 연관이 있다고 보고 있습니다. 가족력이 있는 경우에는 유방암의 발병이 높아 미리 검진을 통해 예방하는 게 중요하겠습니다. 평소 호르몬 안정을 위한 충분한 수면이나 유산소 운동, 섬유질이 풍부한 식품 섭취 등도 중요합니다.

Q.

대표적인 증상은 무엇인가요?

A.

가슴의 멍울(혹), 혈성 유두 분비물, 크기와 모양의 변화, 피부 변형, 통증 등이 있습니다.

Q.

특별히 주의해야 할 분들이 계실까요?

A.

유방의 상피세포는 에스트로겐과 같은 여성호르몬의 자극을 받아 성장 및 분열을 하게 되는데요. 유방의 상피세포들이 여성호르몬인 에스트로겐에 노출된 기간이 길수록, 즉 출산이나 모유 수유 경험이 없거나, 초경이 빠르거나, 폐경이 늦어 생리를 오래 한 여성의 유방암 발생 위험률이 높다고 알려져 있습니다.

유방암 고위험군
① 출산 경력이 없거나 첫 임신이 35세 이후로 늦은 경우
② 12세 이전에 초경을 하거나 폐경이 50세 이후 있었던 경우
③ 직계가족 중에 유방암 환자가 있는 경우
④ 모유 수유를 하지 않은 경우
⑤ 과거 유방암 수술을 받은 경우
⑥ 유방의 섬유낭성 질환이 있는 경우
⑦ 난소암이나 자궁내막암 환자
⑧ 경구피임약 사용
⑨ 폐경 후 장기적인 호르몬치료, 과도한 음주나 흡연에 노출

Q.

여성호르몬 관리가 중요할 것 같아요.

A.

특별한 식이요법은 없지만, 골고루 적절히 먹고 운동을 통해 비만을 관리하는 것이 필요하겠죠. 유방암 급증의 원인으로 서구화된 생활 및 식단이 꼽히는 만큼, 신선한 채소와 과일처럼 영양분이 풍부하고 건강한 음식을 섭취하는 것이 바람직합니다.

Q.

스스로 확인해볼 수 있는 자가진단법이 있다면서요?

🦵 유방암의 70% 정도가 자가진단을 통해 조기 발견이 가능합니다.

A.

그렇습니다. 유방암은 자가진단이 가능합니다. 관심을 가지신다면 초기에 발견할 수 있는데요. 직접 자신의 유방을 만져보아 이상이 생겼는지 검사해보는 방법입니다. 유방암 자가검진의 가장 좋은 시기는 생리가 끝난 후 3~4일 뒤가 좋고요. 생리가 없는 분들은 매달 1일 등 일정한 날을 정해놓고 정기적으로 진단해보시면 좋겠습니다. 주기적으로 검사를 하면 변화를 금방 알 수 있어 다른 검사보다 훨씬 더 정확하게 초기에 발견할 수 있습니다.

유방암 자가진단법
① 거울 앞에 서서 양쪽 유방을 주의 깊게 관찰
② 팔을 올린 상태에서도 관찰
③ 유방을 힘 있게 누르며 멍울이 있는지 관찰
④ 양쪽이 대칭인지, 지난달과 변화가 있는지, 이상한 혹이 생겼는지 관찰

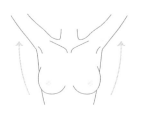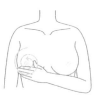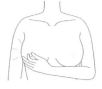

유방암 자가진단 방법

Q.

병원을 찾을 경우, 어떤 과정을 통해 유방암 여부를 알 수 있나요?

A.

유방을 압박한 후 상하측 및 내외측 방향으로 X-ray를 찍는데 유방암을 발견하는 가장 기본적인 검사입니다. 자가검진이나 의사의 검진으로 찾을 수 없는 작은 크기의 유방암을 발견하기 쉽고, 정기적인 검사로 유방암으로 인한 사망률을 낮출 수 있다는 게 입증된 검사법입니다. 하지만 촬영술만으로는 검사가 불충분할 수 있어, 유방암이 의심될 경우 초음파로 혹이 있나 없나를 확인하고, 필요하다면 '세침흡인세포검사'로 조직검사를 통해 유방암을 진단할 수 있습니다.

※ 세침흡인세포검사(유방암 조직검사): 가는 바늘로 병변 부위를 찔러 세포를 추출, 현미경으로 관찰. 마취가 필요 없을 정도로 통증이 거의 없고 추출 시간은 20~30초 정도 소요

Q.

많은 분이 유방 일부를 제거할 수도 있다는 두려움을 가지고 있습니다.

A.

유방암의 가장 기본적인 치료는 병변의 외과적인 절제입니다. 재발의 가능성이 있고, 다른 데 전이될 수 있어 안전한 범위 내에서 제거·절제하는 것을 기본 원칙으로 합니다. 요즘에는 항암치료나 표적치료, 항호르몬치료와 같은 보조요법의 효과가 많이 입증돼 있어 가능하면 적은 조직을 떼어내려고 합니다. 보조요법의 사용 여부는 암의 진행 상태, 수용체 발현 여부, 수술의 종류 등에 의해 결정됩니다. 가능하면 모양을 살릴 수 있는 만큼 절제를 하고, 부위가 큰 경우 수술과 동시에 재건 수술을 같이 진행해서 별로 표가 나지 않기 때문에 많은 걱정을 하지 않으셔도 됩니다.

Q.

수술 후 관리는 어떻게 해야 할까요?

A.

다음과 같이 관리하시면 됩니다.

① 정기적인 검진은 필수

② 재발·전이 위험의 판단

③ 완치 판정까지 예후 관찰 및 정기검사

④ 심리·건강 회복을 위한 운동과 식이요법 진행

S' Doctor Says

유방암, 초기 발견과 정기검진이 중요합니다.

다른 암에 비해 이른 나이에 발병하는 유방암은 빨리 발견해 조기 치료할수록 완치율이 높습니다. 조기 발견할 경우 생존율을 95% 이상으로 높일 수 있고 재발율도 낮습니다. 하지만 4기로 갈수록 생존율은 20% 미만으로 떨어집니다. 30세부터 검진을 시작하고, 50세부터는 해마다 한 번씩 병원을 찾아서 정기검진을 받으시는 게 좋습니다. 유방 검진 전문 기관에서 검진을 받으실 수 있으니까요, 빠른 검진으로 유방암의 공포에서 벗어나시기를 바랍니다.

TV홈닥터 더 나은 클리닉 '여성암 발병률 1위, 유방암' 편 방송 이야기가 궁금하다면?

가볍게 보지 마라!

봉와직염 cellulitis, 파상풍 tetanus

— 문진수 —

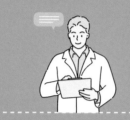

우리 몸에서 피부의 기능을 만만하게 봤다간, 그야말로 큰코다칠 수 있습니다.

살다 보면 우리 몸에는 크고 작은 상처가 생기기 마련인데요, 작은 상처라고 가볍게 여겨 적절하게 치료하지 않으면, 감염으로 이어지고 심각할 경우 생명까지 위험해질 수 있습니다.

조금 긁혔을 뿐인데, 불편한 신발을 신었을 뿐인데 사망까지 이를 수 있는 질환들. 작은 상처가 불러오는 감염 질환에 대해서 알아봅니다.

Q.

긁히고 찔린 상처가 감염병으로 발전할 수도 있다고요?

A.

네, 그렇습니다. 우리 몸에서 피부는 큰 역할이 없다고 생각하시는 분들이 많은데요. 피부에는 아주 중요한 몇 가지 기능이 있습니다. 그중 외부의 감염으로부터 우리 몸을 방어하는 일은 피부의 아주 중요한 기능 중 하나입니다. 하지만 피부 어딘가에 상처가 나서 결손이 생긴다면 이 부분, 즉 방어막이 무너진 것인데요. 이 부분을 통해 외부의 감염원이 몸에 들어오게 되고, 이 감염원으로 질환을 앓게 됩니다. 이러한 질환들을 통칭해서 '봉와직염'이라고 하는데요. 긁히고 찔린 상처가 바로 이러한 과정을 통해서 몸에 감염을 유발하게 되는 거죠. 따라서 상처를 가볍게 여기고 적절한 치료를 하지 않다가 감염으로 이어져 질병을 얻게 될 수 있습니다.

봉와직염의 주요 증상은 다음과 같습니다.

① 홍반
② 열감
③ 부종
④ 압통

Q.

봉와직염의 감염 경로는 어떻게 되나요?

A.

봉와직염은 대부분 우리 몸의 피부를 통해 균이 들어와서 생깁니다. 털이 나는 모낭이나 분비물이 나오는 땀샘을 통해서 균이 들어가 생기기도 하고요. 손톱이나 발톱 근처에도 잘 생깁니다. 손톱이나 발톱 주변이 균 침투가 쉬워서 그런 경우가 많고요. 발 같은 경우는 무좀에 의해 피부가 약해지고, 이로 인해 염증이 생기면서 봉와직염이 되는 경우도 많습니다. 봉와직염 자체가 전염력이 있는 것은 아닙니다. 하지만 봉와직염에 있는 균이 농으로 배출되어 상처 있는 다른 사람에게 묻는다면 균이 전염될 수는 있습니다.

Q.

특히 봉와직염에 잘 걸리는 특정 위험군이 있나요?

A.

봉와직염 특정 위험군이라고 하면 대부분 면역이 약해진 사람에게 잘 생긴다고 할 수 있겠습니다. 알코올 중독, 마약 남용자, 당뇨병 환자 등에게서 발병 확률이 높습니다. 나이가 많은 고령자, 면역 억제 환자, 말초혈관 질환자 등에서도 발생률이 높습니다. 그리고 아무래도 상처가 많이 나는 일에 종사하고 있거나 위생 상태가 좋지 않은 경우 봉와직염이 더 많이 생긴다고 통계상 보고되고 있습니다.

Q.

봉와직염이 의심되면 피부과? 외과? 정형외과? 어디로 찾아가야 할까요?

A.

부위에 따라 진료과를 구분해서 찾아가시면 좋을 것 같습니다. 초기 약물치료로 좋아질 정도의 상태라면 피부과나 외과에서 진료를 많이 하고요. 눈 주위나 눈 안쪽에 생긴 염증이라면 당연히 안과를 찾아가서야 합니다. 또 관절에 연관되어 있다면 정형외과에서도 진찰하게 됩니다.

Q.

봉와직염 진단은 어떻게 내려지는 건가요? 환자마다 치료법도 다르겠죠?

A.

봉와직염은 대부분 맨눈으로 환자의 병력을 청취하면서 쉽게 진단을 내릴 수 있는 편입니다. 염증이 깊이 있으면 X-ray나 초음파검사를 통해 확인하기도 하고요. 눈 안쪽에 있는 봉와직염이나 관절에 연관되어 염증이 깊이 진행됐다면 CT나 MRI를 통해 진단하기도 합니다. 초기 치료는 대부분 항생제를 통해 치료를 진행하게 됩니다. 하지만 염증이 많이 진행되어 고름이 생긴 정도라면 외과에서 진료하고, 필요에 따라 '절개 배농술' 등 수술을 합니다.

※ 절개 배농술: 곪은 곳을 절개하여 고름을 빼내는 방법

Q.
치료가 늦어지면 합병증이 발생할 수도 있는 건가요?

A.
염증의 정도가 심해 소독이나 약물치료로 호전되지 않을 때도 있는데요. 입원 후 혈관주사를 통해 강한 농도의 항생제를 사용하는 사례도 있습니다. 봉와직염이 진행되어 근육이나 골수 등으로 염증이 진행된다면 패혈증이나 괴사성 근막염, 심근막염 등의 합병증이 발생해 생명에 지장을 줄 수도 있기 때문입니다.

Q.

봉와직염, 가장 좋은 예방법은 무엇일까요?

A.

우리가 살면서 상처가 나는 것, 벌레에 물리는 것, 또는 이유 없이 피부나 피부 아래에 염증이 생기는 것을 전부 막을 수는 없겠지요. 하지만 그럴 때 초기에 적절히 치료하는 것이 중요합니다. 상처를 잘 소독하고, 상태에 따라 적절히 약물을 투여하는 것이 필요합니다. 그렇게 잘 조치한다면 심각한 봉와직염이나 농양으로 수술까지 하게 되는 경우는 막을 수 있습니다.

Q.

흔히 녹슨 못이나 칼에 찔리면 '파상풍'에 걸린다고 생각하는데요. 맞나요?

A.

파상풍은 파상풍균(파상풍의 원인균인 혐기성 세균)이 피부 외상을 통해 혈관 내로 침입하면서 전신성 증상과 쇼크 등을 일으키는 병입니다. 병균 포자가 거름을 뿌린 흙에 많다 보니, 주로 농촌에서 낫, 톱, 작업용 칼 등 날카로운 도구를 사용하다가 찔리는 경우 발병하기 쉽고요. 녹슨 못이나 칼 등으로 상처가 나면서 생길 수도 있습니다. 화상을 입은 후에도 파상풍에 걸릴 수 있으니 참고하시기 바랍니다.

Q.

그런데 파상풍은 증상이 바로 나타나진 않는다고요?

A.

보통은 약 8일 정도의 잠복기를 가지게 됩니다. 대부분 2주 안에 발병되고요. 발병이 빠를수록 예후가 좋지 못합니다. 균이 세고 독하다는 의미일 수 있겠죠. 감염된 상처 부위와 중추신경 계가 멀수록 잠복기가 길며, 가까울수록 증상도 격심해집니다. 신생아 파상풍은 7~14일 후 증상이 나타나며, 7일 정도 지속됩니다.

Q.

그럼 파상풍이 의심된다면 검사부터 받아보는 게 좋을 것 같은 데요. 어떤 검사 방법이 있을까요?

A.

혈액검사로 파상풍을 정확하게 알 방법은 없고요. 환자 중 감염된 상처에서 파상풍균이 검출되는 경우는 30%밖에 안 되기 때문에 증상의 발현 여부를 진단의 기초로 합니다. 임상검사에서는 압설자 검사(spatula test)를 합니다. 뒤쪽 인두(구강과 식도 사이에 있는 소화기관) 벽을 끝이 부드러운 기구로 건드려서 나타나는 증상을 보는 것인데, 양성 반응은 턱이 강제로 수축하는 것(기구를 문다)이고, 음성 반응은 기침 반사가 나타나는 것입니다.

Q.

다행히 파상풍은 예방 백신이 있는데요. 파상풍 예방접종, 언제 하는 것이 좋고, 효력은 얼마나 유지되나요?

A.

네, 파상풍 예방주사에 대해서는 많이 아실 거예요. 어렸을 때부터 파상풍 예방접종을 하게 되면 어느 정도 예방할 수가 있는데요. 예방접종은 파상풍 톡소이드(toxoid)로 합니다. 약화한 독소를 접종하여, 균에 대한 저항력이 아니라 그 균이 생산하는 독소에 대한 저항력을 키우는 방법입니다. 다른 감염 질환들과는 달리 파상풍은 병이 나은 후에도 면역이 생기지 않습니다. 이는 파상풍 독의 특성 때문인데요. 치사량의 독조차도 면역 반응을 일으키는 데는 부족하기 때문입니다. 미국질병통제예방센터(CDC)에서는 파상풍 백신의 약효가 10년 후면 소멸하기 때문에, 성인은 10년 주기로 추가 접종을 받을 것을 권장하고 있고요. 많은 병원에서 마지막으로 예방접종을 언제 했는지 불확실한 자상 환자에게는 추가 접종을 하고 있습니다. 파상풍 예방접종은 출생 2개월 후에 1차 접종을 하고, 이후 2개월마다 2차 및 3차 접종을 합니다. 추가 접종은 15~18개월 사이에 4차 접종을 하고, 만 4~6세 사이에 5차 접종을 합니다. 그리고 만 11~12세 사이에 Td(파상풍/디프테리아) 또는 Tdap(파상풍/디프테리아/백일해)로 6차 접종을 하게 됩니다.

파상풍 예방접종	
6세 이하	DTaP(디프테리아/파상풍/백일해) 백신
11세~성인	Td(파상풍/디프테리아) 백신

Q.

파상풍에 걸린 환자는 어떤 치료를 받게 되나요?

A.

파상풍에 걸렸다고 해서 파상풍균을 죽이는 치료를 하는 것은 아니고요. 세균을 차단하는 항생제를 쓰기도 하는데요. 파상풍에 의한 독소를 제거하는 '면역글로불린'을 주사하면 효과가 있습니다. 호흡곤란이 오거나 근육이 마음대로 움직이지 않아서 먹지도 못하고 그런 경우에는 호흡을 시켜주는 치료를 하게 되고요. 대부분 입원하시면 2~3주 정도의 기간을 가지고 치료해야 완전히 회복되는 것으로 보고되고 있습니다.

Q.

신속한 치료가 필요한 경우가 따로 있을까요?

A.

유아의 경우 잠복기도 짧고 증상이 빨리 나타나기도 하고요. 신체 방어기전이 약하기 때문에 더 치명적일 수 있습니다. 면역기전이 약해 질병에 더 치명적인 것은 노인도 마찬가지입니다.

S' Doctor Says

작은 상처도 그냥 지나치시면 안 됩니다.

우리 몸에서 피부는 큰 역할이 없다고 생각하시는 분들이 많은데요. 피부에도 아주 중요한 몇 가지 기능이 있습니다. 그중 외부의 감염으로부터 우리 몸을 방어하는 일, 피부의 아주 중요한 기능 중 하나입니다. 소중한 피부에 상처가 생겼다면 완치될 때까지 눈여겨봐주세요.

 TV홈닥터 더 나은 클리닉 '봉와직염과 파상풍' 편 방송 이야기가 궁금하다면?

겨울철 한파 주의보는
곧 한랭 질환 주의보

한랭 질환

— 문진수 —

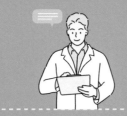

'한랭 질환'이란 추위가 직접적인 원인이 되어 인체에 피해를 입힐 수 있는 질환을 말하는데요, 대표적으로 저체온증과 동상이 있습니다.

특히 신체 적응력이 떨어지는 어린이와 노약자, 만성질환자의 경우 더욱 조심해야 하는데요, 기온 변화가 심한 겨울철, 한랭 질환으로부터 나를 지키는 법을 알아봅니다.

Q.

거울 추위와 관련된 질환, 어떤 게 있을까요?

A.

거울에 날씨가 추워지고 온도가 내려가면서 여러 가지 질병이 발생하는데요. 거울철 추위와 낮은 기온으로 인해 신체에 생기는 질환을 '한랭 질환'이라고 합니다. 그 종류에는 저체온증이나 동상, 참호적(침족병), 동창, 냉상 등이 있습니다.

Q.

각각 어떤 특징이 있나요?

A.

① 저체온증은 심부 체온이 35℃ 미만으로 떨어지는 상태를 말합니다. 심부 체온(core temperature)은 내부 장기나 근육의 체온으로, 주로 식도나 직장 체온이 35℃ 미만으로 내려갔을 때 저체온증이라고 합니다. 피부에서 측정한 것과는 좀 다를 수 있죠. 보통은 겨드랑이 쪽에서 측정합니다. 저체온증이 오게 되면 심장, 폐, 뇌 등 생명을 유지하는 중요한 장기의 기능이 저하되어 생명이 위태로울 수 있습니다.

② 동상은 손발이 강한 한파에 노출됨으로써 피부나 피하조직과 같은 표재성 조직이 얼어서 손상되는 것을 말합니다. 심하면 절단하는 상황까지 갈 수 있습니다.

③ 침수병은 침족병이라고도 하는데요. 10℃ 이하인 물에 손이나 발이 오래 노출되어 발생하는 피부 짓무름 등의 손상입니다. 주로 축축하고 차가운 신발을 오래 신고 있을 때 생기게 됩니다.

④ 동창은 다습하고 가벼운 추위(0℃~10℃)에 계속 노출되었을 때 말초의 혈류장애로 인한 피부와 피부 조직의 염증 반응을 말합니다. 초기 증상은 간지러움과 무감각인데, 대수롭지 않다고 여겼다가 기온이 낮아질 때마다 재발하거나 감각이 이상해질 수 있습니다.

Q.
증상에서도 각 질환의 특징이 있나요?

A.
각각 다음과 같은 특징이 있습니다.

저체온증	① 피부가 창백하고 무기력해짐 ② 몸이 뻣뻣해지며 심박수, 혈압 등이 떨어짐 ③ 의식을 잃고 통증 반사 등 소실(중심 체온에 따라 경증, 중증도, 중증으로 나뉨)
동상	① 피부색이 점차 흰색이나 누런색으로 변하고 촉감이 비정상적으로 단단해짐 ② 피부 감각 저하, 무감각

동창	① 동상처럼 피부가 얼지는 않지만 손상 부위에 세균이 침범하면 궤양 발생 가능 ② 국소부위의 가려움이 있고 따뜻한 곳으로 가면 가려움이 더욱 심해짐 ③ 심할 경우 울혈, 물집, 궤양 등이 생길 수 있음
침수병 (참호족)	① 물집이나 짓무름 ② 파란색, 검은색으로 피부 괴사, 궤양

Q.

저체온증을 악화시키는 요인은 무엇이 있나요?

A.

다음과 같은 경우 저체온증이 악화될 수 있습니다.

① 혈액 흐름이 너무 느릴 때

② 음식물 섭취가 부족해서 영양 상태가 좋지 않을 때

③ 탈수 또는 탈진 시

④ 환경이 습하거나 신체 부위가 습한 것과 접촉할 때

⑤ 사람이 금속 표면과 접촉할 때

⑥ 고산 지역처럼 산소가 불충분할 때

Q.

동상과 동창은 어떻게 구분이 되나요?

🦵 동상과 동창은 손끝이나 귀, 발끝이나 코, 코끝 등에 많이 걸립니다.

혈액 공급이 적고 잘 막힐 수 있는 데다, 비교적 외부에 많이 노출돼 체온을 많이 뺏기기 때문입니다.

A.

다음과 같이 구분합니다.

① 동상은 영하 2℃에서 영하 10℃ 정도의 심한 추위에 노출된 후 피부의 연한 조직이 얼어버리고 그 부위에 혈액 공급이 없어진 상태를 말합니다. 통증과 같은 자각증상은 없지만, 조직 손상의 정도에 따라 증상과 피부 병변이 나타납니다. 심한 경우에는 조직이 죽으면서 물집이 발생할 수 있습니다. 손상된 부위를 빨리 따뜻하게 해주는 것이 좋은데요. 보통 37~42℃ 정도의 따뜻한 물로 피부가 말랑말랑해지고 약간 붉어질 때까지 녹이는 것이 좋으며 보통 30~60분 정도 걸립니다. 이때 상당히 심한 통증이 발생할 수 있으므로 특별한 금기 사항이 없다면 진통제를 복용하는 것이 좋습니다. 대개 녹인 피부에 통증이 있으며, 붓거나 피부색의 변화가 생깁니다. 심한 괴저가 발생한 경우 피부 이식이나 팔다리를 자르는 수술이 필요할 수도 있습니다.

② 동창은 한랭에 과민한 사람이 0℃ 이하의 낮은 온도에 오래 노출돼 있을 때 발생하는데요. 가려움증이나 통증이 동반될 수 있으며 심한 경우 물집이나 궤양이 발생할 수 있습니다. 수 시간에 걸쳐 서서히 나타났다가 2~3주 안에 자연적으로 소실되는데요. 만성적인 경우 매년 추운 계절에 재발하고 따뜻한 계절이 오면 소실되는 경과를 보이기도 합니다.

동상과 동창 모두 피부가 심한 추위에 노출되지 않도록 하는 것이 우선이고, 불가피할 경우에는 옷이나 양말 등으로 보온을 철저히 해주는 게 중요합니다.

Q.

한랭 질환이 의심되는 경우 어떻게 대처해야 할까요?

A.

최대한 빨리 환자를 따뜻한 장소로 이동시켜야 합니다. 체온이 낮아져서 발생한 것이기 때문에 체온을 올려줘야 하는데요. 젖은 옷을 입고 있다면 탈의를 시키고, 마른 수건으로 몸을 닦아준 후 담요 등으로 감싸줍니다. 젖은 옷은 체온을 더 떨어뜨리기 때문입니다. 너무 급격하게 올리려고 뜨거운 핫팩을 댄다거나 하는 건 오히려 좋지 않고요. 일상적인 온도(38~40℃ 정도)로 따뜻하게 해주는 게 좋습니다. 환자가 의식이 있다면 따뜻한 음료와 초콜릿 같은 단 음식을 섭취하게 합니다. 이렇게 했을 때 환자의 의식이 완전히 명확하지 않다면 바로 병원으로 이송해야 합니다. 또한 체온 저하로 맥박이 약해지거나 호흡을 힘들어할 때도 바로 병원으로 이송해야 하고요. 피부가 벗겨지거나 감각이 둔해졌다고 느껴질 때도 병원을 방문해야 합니다.

Q.

한랭 질환의 응급처치 시, 주의해야 할 사항이 있나요?

　손상된 피부는 벗기거나 물집을 터뜨리지 말고, 약도 바르지 말고, 깨끗하고 마른 수건으로 감싸주세요.

A.

　너무 급격하게 온도를 올리려고 뜨거운 물에 담그거나 강한 열을 쏘이는 것은 2차 손상을 유발할 수 있어 주의해야 합니다. 감각이 둔해진 상태에서 너무 뜨거운 열은 화상을 유발할 수도 있고요. 뜨거운 물이나 알코올을 먹일 경우 일시적으로는 체온이 올라가는 것 같지만 저체온증이 더 빨리 진행될 수 있어 주의해야 합니다. 특별히 주의하실 것은, 손상된 피부는 벗기거나 물집을 터뜨리지 말고 아무런 약도 바르지 말고 깨끗하고 마른 수건으로 싸서 병원으로 바로 오시는 것이 좋겠습니다. 손발도 갑자기 혈관이 얼어 있는 상태에서 아무런 준비 없이 급격히 온도를 올리면 독성 물질이 급격히 온몸으로 퍼질 수도 있어 주의해야 합니다. 의식이 빨리 안 돌아오거나 체온이 빨리 올라가지 않으면 오래 관찰하지 마시고, 최대한 빨리 119를 통해 병원으로 오시는 게 중요합니다.

S' Doctor Says

추위와 함께 찾아오는 한랭 질환, 온도 변화에 대비하세요.

겨울철 한랭 질환을 예방하기 위해서는 온도 변화에 잘 대비해야 합니다. 정상적인 온도보다 훨씬 낮은 온도가 예상되는 환경에서는 야외 작업이나 활동을 피하는 게 좋고, 부득이하게 활동해야 한다면 체온 유지에 필요한 외투나 장비를 잘 착용하고 적절한 휴식과 수분 공급 등도 신경 써야 합니다. 체온을 유지하기 위한 방한용 옷이나 방한 용품을 챙기는 것은 두말할 필요가 없겠지요.

 TV홈닥터 더 나은 클리닉 '한랭 질환' 편 방송 이야기가 궁금하다면?

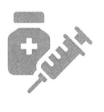

제 3 부

내과

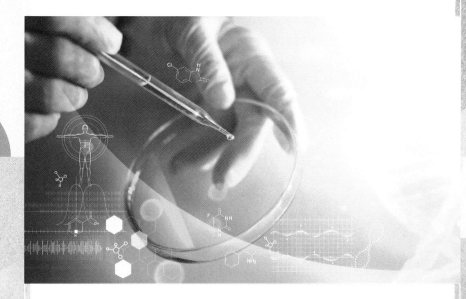

어떻게 진단하고 치료할까?

갑상선 질환 thyroid disease

— 문진수, 강민규 —

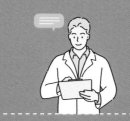

'갑상선'은 에너지 대사와 체온 조절 등 생명 유지에 꼭 필요한 갑상선 호르몬을 생성하는 기관입니다.

갑상선 질환이 발생하면 호르몬 이상으로 당뇨병, 부정맥, 골다공증과 같은 합병증이 생길 수도 있고 갑상선암과 같은 위협적인 질환이 발병할 수도 있습니다.

골든타임이 중요한 갑상선 질환! 올바른 이해를 위해 정확한 치료법을 알아봅니다.

Q.

'갑상선'은 어디를 말하는 건가요?

A.

'갑상선'은 목 앞쪽에 위치한 호르몬 분비샘입니다.

가로, 세로 5㎝ 크기의 나비 모양 내분비기관입니다. 질병이 없는 상태에서는 부드러워 일반적으로 정상인에게는 잘 만져지지도, 밖에서 보이지도 않습니다.

갑상선의 위치와 구조

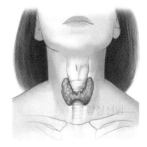
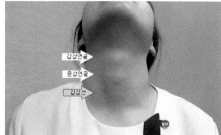

Q.

갑상선은 우리 몸에서 어떤 역할을 담당하나요?

A.

　우리 몸은 뇌 속의 뇌하수체라는 기관에서 갑상선 자극 호르몬을 분비하여 갑상선 기능을 조절하게 됩니다. 갑상선 호르몬은 우리 몸의 대사와 에너지 밸런스를 조절하는 역할을 합니다. 갑상선에서 분비되는 호르몬은 거의 모든 세포에 작용한다고 해도 과언이 아닌데요. 그중에서도 '티록신'이라는 호르몬은 우리 몸의 신진대사, 세포 성장, 소화 기능, 체온과 심장 박동을 조절하는 역할을 합니다.

> ※ 티록신(thyroxine): 갑상선을 구성하는 두 가지 세포 중 여포세포에서 생성되는 주요 호르몬. 신진대사, 세포 성장, 소화 기능, 체온 등을 조절하는 호르몬

Q.

　갑상선 기능에 문제가 생기면 나타날 수 있는 질환, 어떤 것들이 있나요?

　① 기능 이상으로 인한 변화로는 갑상선 기능 항진증, 갑상선 기능 저하증이 있습니다. ② 해부학적인 변화로는 갑상선 결절(혹), 갑상선암이 있습니다.

A.

　갑상선 질환은 크게 두 가지로 구분을 하는데요. 기능에 문제

가 생기는 경우와 해부학적으로 혹이 생기는 경우로 구분할 수 있습니다.

갑상선은 호르몬을 분비하는 곳이기 때문에 문제가 생기면 갑상선 호르몬의 양이 적어지거나 많아지게 됩니다. 갑상선 호르몬이 과다하게 생기는 경우를 '갑상선 기능 항진증', 부족해지는 경우를 '갑상선 기능 저하증'이라고 합니다. 혹이 생기는 경우는 양성인 경우와 악성인 암으로 구분할 수 있습니다.

Q.

갑상선 기능 항진증은 어떤 질환인가요?

🗿 갑상선 호르몬이 과도하게 분비되는 것입니다.

A.

티록신이라는 갑상선 호르몬이 어떠한 원인에 의해서 과도하게 분비되는 상태를 말합니다. 갑상선 항진증이 생기는 원인은 다양하고 개인마다 차이가 있지만, 가장 흔한 원인은 '자가면역질환'에 의한 것인데요. 우리 몸의 면역 체계가 갑상선을 적으로 인지하고 막 괴롭혀서 발생하게 되는 겁니다. 또, '그레이브스병'이나 '뇌하수체 선종'이 있는 경우에도 발생할 수 있습니다. 갑상선 항진증이 발생하게 되면 이유 없이 체중이 감소하고, 심장 박동수가 빨라지면서 가슴이 답답하고 숨이 차는 증상이 발생할 수 있습니다. 또 더위를 많이 타거나 피부가 건조해지고 땀이 많이 날 수도 있고요. 이외에도 감정의 변화가 심해지는 정서 변화나 설사, 불면증, 탈모 등이 생길 수 있습니다. 눈알이 커지고 앞으로 튀어나올 수도 있고, 외형적으로 목의 갑상선 부위가 커지는 변화가 생길 수도 있습니다.

갑상선 기능 항진증 자가진단법

- ☐ 밥맛은 좋은데 살이 빠진다(최근 몇 개월간 5㎏ 이상 감소).
- ☐ 쉬고 있는데도 맥박이 분당 90 이상이다.
- ☐ 남들보다 더위를 너무 못 참고 땀이 많이 난다.
- ☐ 최근에 손이 떨린다.
- ☐ 마비 증세가 와서 꼼짝없이 누워 있었던 적이 있다. 정신은 말짱했다.
- ☐ 생리가 불규칙해졌다.
- ☐ 목이 전체적으로 붓고 아프다.
- ☐ 가족 중에 갑상선 기능 이상 환자가 있다.
- ☐ 손의 관절만 많이 부어 있다.
- ☐ 최근에 눈이 튀어나왔다.

Q.

갑상선 기능 저하증은 어떤 질환인가요?

🖋 갑상선 호르몬의 생산이 감소하거나 갑상선 자극 호르몬의 생산이 감소하면서 발생하는 것입니다.

A.

'갑상선 기능 저하증'은 갑상선 호르몬이 부족해서 생기는 문제입니다. 갑상선 자체에 문제가 생겨 갑상선 호르몬의 생산이 감소하거나, 갑상선 호르몬의 분비를 자극하는 갑상선 자극 호르몬의 생산이 감소하면서 발생합니다. 갑상선 호르몬이 부족하면 온몸의 대사 기능이 저하되는데요. 추위를 잘 타고, 땀이 잘 나지 않고, 이유 없이 피로하고, 식욕이 떨어져서 잘 먹지 않는데 몸은 붓고 체중이 증가하기도 합니다. 변비, 기억력 감퇴, 탈모와 같은 문제가 발생하기도 하고요. '갑상선 기능 저하증'은 항진증과 다르게 고령에서 발생하는 경우가 많습니다. 증상이 다양하고 대부분 오랜 시간에 걸쳐 서서히 진행되기 때문에 증상을 뚜렷하게 느끼지 못하는 경우도 많아, 나중에 우연히 피검사에서 발견되는 경우가 많습니다.

갑상선 기능 저하증의 자가진단법

☐ 쉽게 피로하고 무기력하다.
☐ 남들보다 추위를 많이 탄다.
☐ 입맛은 없는데 체중은 자꾸 늘어난다(최근 몇 개월간 5kg 이상 증가).
☐ 최근에 목이 많이 튀어나왔다.
☐ 최근 피부가 푸석하고 모래같이 거칠게 변했다.
☐ 눈썹이 빠진다.
☐ 쉬고 있는 상태에서 맥박이 60 이하다.
☐ 숨쉬기가 힘들다.
☐ 최근에 변비가 심해졌다.
☐ 최근에 얼굴이나 팔다리가 붓는다.
☐ 최근에 남들이 말과 동작이 느려졌다고 한다.
☐ 최근 혀가 두껍고 커진 느낌이다.

Q.

갑상선 기능 항진증과 저하증, 치료법은 무엇인가요?

A.

① '갑상선 기능 항진증'은 우리나라에서는 항갑상선 약제의 복용을 가장 선호합니다. 갑상선 약은 보통 1~2년 정도 복용한 뒤 갑상선 기능이 잘 조절되면 중단을 고려하게 되는데요. 재발하는 경우가 많아 저용량으로 장기간 복용하기도 합니다. 하지만 약물을 중단하면 약 절반 정도의 환자에서 재발하는 것으로 나타나고 있습니다.

② '갑상선 기능 저하증'의 경우에는 갑상선 호르몬을 약물로 복용합니다.

Q.

갑상선에 혹이 만져지는 경우 갑상선암을 의심해봐야 할까요?

A.

사실 일반인들이 갑상선을 정확히 만져보고 암인지 아닌지를 구분하기는 쉽지 않습니다. 물론 우리나라 여성에게 많이 나타나는 암이 갑상선암이기 때문에 신경을 쓰셔야 하겠지만 혹이 만져진다고 해도 갑상선암인 경우는 그렇게 흔하지는 않기 때문에 걱정부터 하실 필요는 없습니다.

Q.

갑상선 결절과 갑상선암, 특이증상이나 이상 징후가 나타나나
요?

🥄 목의 임파선이 비대해지거나 경직되고, 목소리가 쉰 것처럼 변하면
정확한 진단이 필요합니다.

A.

대부분은 큰 증상이 있기보다 모양의 변화가 생기거나, 목소리
가 자주 쉬는 거 같다는 말을 들으면서 이상을 느끼게 되는 경우
가 많습니다. 혹이 좀 클 경우 침을 삼킬 때 뭐가 걸리는 것 같다
거나 음식물을 삼킬 때 걸리는 것 같다고 느끼는 경우가 많고요.
하지만 우리가 증상만을 가지고 갑상선 결절이 단순히 양성인지
암인지 구분하기는 쉽지 않습니다. 단, '갑상선암'이라는 것은 어
딘가 퍼져나가는 위험성 때문에 목 주위에 임파선이 커지는 경
우가 있어서 단순한 혹과는 구분되고 있습니다. 목이 쉰 것같이
느껴진다거나 통증을 느낀다면 단순한 결절이 아닐 수 있으니까
꼭 확인해보시는 게 좋겠습니다.

Q.

갑상선암은 착한 암이라는 별칭이 있습니다. 이유가 무엇인가
요?

A.

갑상선암은 다른 암에 비해 생존율이 높은 암입니다. 치료가 잘 된다는 의미도 있고, 성장이 빠르지 않고 전이가 비교적 많지 않기 때문입니다. 발병 후 5년 생존율이 99%(국가 암 등록 통계)까지 높아서 생명에 지장을 주지는 않는 것으로 보고 있습니다.

Q.

갑상선암의 종류와 크기에 따라 치료 방법도 다른가요?

A.

갑상선암의 종류에 따라 절제 범위가 다르지는 않습니다. 많이 전이되거나 금방 커지지 않기 때문에 수술이 급하지 않다는 논란도 있지만 아무래도 암이기 때문에 언젠가는 퍼질 수 있어 수술하는 게 일반적인 치료법입니다. 대부분은 갑상선을 전부 제거하게 됩니다.

S' Doctor Says

세상에 착한 암은 없습니다.

갑상선암은 예후가 좋아 착한 암, 거북이 암으로 불리고 있지만 이 역시 암입니다. 조기 검진을 하지 않으면 생명을 앗아가거나 빨리 진행되기도 해 방심은 금물입니다. 무엇보다 평소 면역력 관리가 중요한데요. 스트레스 관리와 충분한 수면, 적당한 운동, 고른 영양 섭취로 평소 면역력이 저하되지 않도록 해주시고, 성별과 나이 관계없이 주기적인 검사를 권유합니다.

▶ TV홈닥터 더 나은 클리닉 '중년 여성 경계 필요한 갑상선 질환' 편 방송 이야기가 궁금하다면?

▶ TV홈닥터 더 나은 클리닉 '갑상선 부위에 생긴 혹, 암일까 아닐까' 편 방송 이야기가 궁금하다면?

소리 없이 다가오는 침묵의 살인자

고혈압 hypertension, 고지혈증 hyperlipidemia

― 김현식 ―

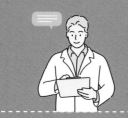

비만 인구가 늘면서 고지혈증 환자가 증가하고 있고, 전 세계 사망위험 요인 1위인 고혈압 환자 역시 증가하는 추세입니다.

심혈관계 질환의 주요 원인으로 알려진 '고지혈증'과 '고혈압'은 방치할 경우 심각한 질병의 원인이 될 수 있어 침묵의 살인자로 불리기도 합니다.

평생 관리해야 하는 만성질환, 고지혈증과 고혈압. 예방법은 무엇이고 어떤 주의가 필요한지 알아봅니다.

Q.

'고혈압'은 어떤 질환인가요?

🍃 우리 몸의 심장은 펌프처럼 작동하면서 혈액을 신체 곳곳으로 전달
합니다. 이때 혈관 벽에 가해지는 힘을 혈압이라고 하는데, 혈관 속
혈액의 압력이 평균치보다 높은 상태를 고혈압이라고 합니다.

A.

'혈압'이란 혈액이 혈관의 혈관 벽에 가하는 힘, 압력을 말합니
다. 수축기 혈압은 심장이 수축해 심장에서 혈액이 방출할 때,
확장기 혈압은 심장이 이완할 때 혈관에 미치는 압력을 말하는
데, 정상 혈압은 수축기와 이완기 혈압이 120㎜Hg과 80㎜Hg일
때를 말합니다. 성인의 경우 수축기 압력이 140㎜Hg 이상이거
나 확장기 혈압이 90㎜Hg 이상일 때 고혈압이라고 하는데요. 고
혈압은 발생 원인에 따라 어떤 질환으로 인해 발생하는 '이차성
고혈압'과 뚜렷한 원인이 밝혀지지 않은 고혈압인 '본태성 고혈
압(일차성 고혈압)'으로 구분됩니다.

Q.

고혈압의 원인은 무엇인가요?

A.

고혈압의 원인이 아직 명확하게 밝혀지진 않았습니다. 유전적

인 원인이거나 합병증, 비만, 생활 습관 등이 영향을 미친다고 알려져 있는데요. 과도한 소금 섭취, 비만, 흡연은 명확하게 혈압을 증가시킨다고 알려진 생활 습관입니다.

Q.

고혈압이 생기면 어떤 증상이 나타나나요?

A.

아무런 자각증상이 없습니다. 고혈압을 흔히 소리 없이 찾아오는 '침묵의 살인자'라고 부르는 이유입니다. 별 증상 없이 지내다가 신체검사나 진찰 중에 우연히 발견되는 경우가 많습니다. 하지만 고혈압이 심할 때는 두통, 어지럼증, 심계항진(불규칙하거나 빠른 심장 박동이 비정상적으로 느껴지는 증상)과 같이 혈압 상승에 의한 증상을 호소하는 분도 있습니다. 중증인 경우에는 코피, 혈뇨, 시력 저하, 이명, 뇌혈관장애, 협심증 등이 생길 수 있습니다. 따라서 이러한 증상이 있다면 반드시 병원을 방문해 진료를 받으셔야 합니다.

Q.

고혈압은 어떻게 진단하게 되나요?

💊 혈압을 측정하기 가장 좋은 시간은 아침 기상 후 1시간 이내, 소변을 본 후, 아침 식사 전, 고혈압 약물 복용 전이 가장 좋습니다. 저녁에 측정할 경우라면 잠자리에 들기 전 5분 정도 앉은 상태로 안정을 취한 후 측정하는 것이 좋습니다.

A.

혈압을 측정하는 방법은 보통 3가지 정도로 나눌 수 있는데요. 임상 현장에서 고혈압의 진단은 '진료실 혈압'을 기준으로 합니다.

진료실 혈압 측정	혈압 측정 전 5분 정도 안정을 취한 후 심장 높이에서 혈압 측정
가정 혈압 측정	고혈압 관리의 첫걸음이자 보조수단. 진료실 혈압만으로 쉽게 진단하기 어려운 백의고혈압(흰 가운만 보면 혈압 상승), 가면 고혈압(진료실에서만 정상) 등을 판단
활동 혈압 측정	진료실 혈압과 가정 혈압의 편차가 클 때, 진료실 혈압의 변동이 심하거나 치료 약제에 반응이 적을 때 활용. 24시간 혈압계를 차고 활동하며 15~30분마다 혈압을 측정. 혈압의 변동성 파악에 도움

혈압 측정을 통해 고혈압이 확인되면 흉부 X-ray, 심전도, 피검사, 소변검사 등을 통해 이차성 고혈압 및 표적 장기 손상에 대한 검사를 하기도 합니다. 상황에 따라서는 심장 초음파나 복부 및 신장 초음파, 경동맥 초음파 등을 추가하기도 합니다.

Q.

고혈압을 관리해야 하는 이유는 뭔가요?

A.

고혈압을 방치하면 인체 기관에 손상을 일으키거나 관상동맥 및 뇌의 혈관에 죽상경화를 유발해 합병증이 생기기 때문입니다. 뇌졸중, 관상동맥 질환, 뇌출혈은 아무런 예고 없이 갑자기 생명을 앗아갈 수 있고, 무사히 치료를 마치더라도 예전과 같은 생활을 하기 힘들 수 있습니다.

Q.

고혈압의 합병증, 어떤 것들이 있나요?

A.

고혈압은 치료하지 않으면 생명에 위협을 줄 수 있는 더 큰 질병으로 발전할 수 있으므로 꾸준한 관리가 필요합니다. 고혈압 환자들이 주의해야 할 합병증은 다음과 같습니다.

① 심혈관계 질환: 심부전, 협심증, 심근경색 등

② 신장 질환: 신장경화증, 신부전 등

③ 뇌신경 질환: 뇌출혈, 뇌졸중 등

Q.

특히 심혈관 질환을 조심해야 하는 이유가 뭔가요?

A.

세계 사망 원인 1위가 심혈관계 질환입니다. 심혈관계 질환이나 뇌졸중에 대한 가장 중요한 위험 인자가 바로 고혈압이고요. 국내 KMIC(Korean Medical Insurance Corporation)에 따르면 고혈압 환자는 정상 혈압을 가진 사람들에 비해 심뇌혈관 질환의 위험이 2배 이상 높다고 합니다. 우리나라에서도 심혈관 질환이 빠르게 증가하고 있어 그 중요성이 더욱 높아지고 있습니다. 고혈압 환자의 수축기 혈압을 10㎜Hg 낮출 경우 사망률이 10~30% 감소하기 때문에 심혈관 질환자에게는 고혈압 관리가 중요합니다. 고혈압의 치료 목표 역시 혈압을 조절해 혈압 상승에 의한 심혈관 질환 및 기타 합병증을 예방하고 사망률을 낮추는 데 있습니다.

Q.

고혈압과 고지혈증의 차이는 무엇인가요?

A.

고혈압은 혈압이 높은 상태를 말합니다. 18세 이상 성인의 수축기 혈압이 140㎜Hg 이상이거나 확장기 혈압이 90㎜Hg 이상인 경우를 고혈압이라고 합니다.

고지혈증은 혈액 내의 지질 성분인 콜레스테롤이나 중성지방이 정상보다 높아진 경우를 말합니다. 콜레스테롤과 중성지방은 둘 다 지방(지질)의 일종으로 체내에서 합성되거나 음식물을 통해 흡수됩니다. 고지혈증은 지방이 다량 포함된 음식을 많이 먹거나, 체내의 지질대사에 이상이 생겼을 때 발생합니다.

Q.

혈압과 콜레스테롤(고지혈증), 어떤 관계가 있나요?

A.

혈압과 콜레스테롤은 서로 상승 작용을 합니다. 따라서 혈압과 콜레스테롤이 동시에 높으면 심혈관 질환으로 인해 사망할 확률도 높아지는데요. 콜레스테롤의 청소부 역할을 하는 'HDL 콜레스테롤'의 관리가 중요한 이유입니다.

> ※ HDL 콜레스테롤: 콜레스테롤 운반체. 주변 조직에서 사용하고 남은 콜레스테롤이나 혈관 내막에 축적된 콜레스테롤을 싣고 간으로 되돌려 보내거나 몸 밖으로 배설하는 역할을 담당. 좁고 딱딱해진 혈관을 청소, 혈관을 통과하는 혈압의 압력을 줄여준다.

Q.

'고지혈증'은 어떻게 진단하나요?

A.

　고지혈증 역시 고혈압처럼 증상이 없습니다. 고지혈증은 피검사를 통해 진단하게 되는데요. 우리가 고지혈증에 관해 이야기할 때는 여러 종류가 있지만 흔히 나쁜 콜레스테롤이라고 하는 저밀도콜레스테롤(LDL), 좋은 콜레스테롤이라고 불리는 고밀도콜레스테롤(HDL), 그리고 중성지방(TG) 등이 있습니다. 이 중 저밀도콜레스테롤과 중성지방이 높은 경우에는 몸에 해가 되지만, 고밀도콜레스테롤이 높은 경우에는 심혈관 질환 예방 효과가 있습니다.

Q.

고지혈증의 원인은 무엇인가요?

A.

① 가족력 등 유전적 요인
② 동물성 지방 위주의 식생활
③ 운동 부족
④ 비만 및 과체중
⑤ 당뇨, 신부전, 갑상선 기능 저하증, 쿠싱병 등 질환

Q.

고지혈증의 발병 연령 분포는 어떻게 되나요?

A.

고혈압이나 고지혈증 모두 대체로 나이가 증가할수록 유병률이 증가합니다. 여성의 경우에는 40대까지는 남성보다 낮게 증가하다 50대부터 급격하게 증가합니다. 하지만 젊은 나이에도 유전적 요인이나 비만, 술, 당뇨병 등과 같은 다른 원인에 의해서 생길 수 있습니다.

Q.

여성의 경우 50대부터 증가하는 이유는 무엇인가요?

A.

폐경 이후 여성호르몬인 에스트로겐이 급격하게 감소하면서, 혈관의 탄력이 떨어지고 혈관에 지방 성분의 침착이 증가하기 때문입니다. 따라서 여성분들의 경우 폐경 이후에는 규칙적인 운동과 고른 음식물 섭취에 주의를 기울여야 합니다.

Q.

고혈압과 고지혈증, 치료 방법은 무엇인가요?

고혈압과 고지혈증 모두 평생 관리해야 하는 만성질병입니다.

A.

　고혈압은 혈압이 증가하는 것이고, 고지혈증은 혈액 내 지질 성분이 증가하는 것으로 혈관의 이상을 만들어 합병증을 초래하는 것은 같습니다. 따라서 치료약제를 제외한 식이요법이나 운동, 생활 습관 교정, 적절한 체중 유지 등의 생활요법은 고혈압과 거의 같다고 보면 되겠습니다. 고혈압과 고지혈증 모두 생활요법 등으로 치료 범위까지 좋아진다면 약을 끊지 못할 이유는 없겠지만, 나이가 들수록 조절이 안 되고 생활요법을 전부 유지하기도 어려워 장기간 복용하게 됩니다.

Q.

　생활 속에서 혈압을 낮추는 실천법이 있을까요?

A.

　가장 먼저 하실 것은 금연과 금주입니다. 금연과 금주를 못 하겠으면 절연과 절주라도 하시는 게 좋겠습니다. 또 건강한 식습관과 적절한 운동이 필요합니다. 운동은 하루 30~50분 정도 땀이 나게 하셔야 하고, 일주일에 다섯 번 정도는 해야 합니다. 체중이 늘면서 고혈압이 생기는 분도 있는데요. 운동을 통해 체중 감량을 하면 좋아지는 경우도 많이 있습니다.

Q.

고지혈증과 고혈압, 관리만 잘하면 완치될 수 있을까요?

A.

아쉽게도 완치라는 표현을 쓰기는 조금 어렵습니다. 일단 고지혈증이나 고혈압에 걸리면 평생 약물치료와 생활 습관 개선을 통해 조절하고 관리해야 한다고 생각하셔야 합니다. 다만, '약을 평생 먹어야 하는가'에 대해서라면 꼭 그렇지는 않습니다. 심하지 않은 경우 운동요법과 식이요법, 생활요법을 꾸준히 하셔서 혈압이 정상 수치 안에 들어오게 된다면 약을 끊고 조절이 가능할 정도로 좋아질 수 있습니다. 하지만 매일 약에 의존하기 싫다는 이유로 방치하면 뇌혈관 질환의 위험도가 높아지고, 의식하지 못하는 사이 장기의 손상이 누적될 수 있습니다. 고지혈증과 고혈압의 치료는 여러 경우의 수를 따져 본인에게 가장 적합한 치료가 중요한 만큼 반드시 전문의와 상담하시고 조절하시는 게 좋겠습니다.

S' Doctor Says

누구나 가질 수 있고, 평생 관리해야 하는 동반자

고혈압과 고지혈증 모두 초기에는 별다른 증상이 없다 보니 관리에 소홀하고 조절이 되지 않는 경우가 많습니다. 하지만 30세 이상 인구의 절반 이상이 고혈압을 갖고 있고, 고지혈증 역시 나이와 성별에 상관없이 흔히 걸릴 수 있는 국민 질환 중 하나입니다. 증상이 없다고 안심하지 마시고 금연과 금주, 운동으로 꾸준히 관리하시기 바랍니다.

▶ TV홈닥터 더 나은 클리닉 '혈관 건강을 잡아라, 고혈압과 고지혈증' 편 방송 이야기가 궁금하다면?

▶ TV홈닥터 더 나은 클리닉 '고혈압, 이렇게 관리하세요' 편 방송 이야기가 궁금하다면?

바로 알아야 하는 흔한 질병
당뇨병 diabetes mellitus
― 이성원 ―

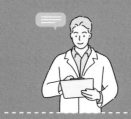

국내 당뇨병 환자가 600만 명을 넘어섰고, 우리나라의 당뇨병 증가율은 전 세계에서 가장 높습니다. 보건복지부 발표에 따르면 2020년 기준, 우리나라 사망 원인 6위는 당뇨병입니다. 당뇨 환자의 39.2%는 65세 이상 인구이며, 65세 이상 여성 중 51.2%가 당뇨병을 앓고 있습니다.

초고령 사회 진입을 앞둔 대한민국, 노년층에서의 당뇨병 관리가 특히 중요한데요, 당뇨가 무엇인지, 왜 생기는지 알아봅니다.

Q.
국민 질환으로 꼽히는 당뇨에도 종류가 있다고요?

A.
당뇨병은 다음과 같이 두 가지로 나눕니다.

제1형 당뇨병	① 발병 비율: 우리나라 당뇨의 2% 미만 ② 발병 나이: 20세 이하에 발병 ③ 특징: 알 수 없는 원인에 의해 발병, 인슐린의 분비가 거의 되지 않는 상태 ④ 치료 방법: 인슐린 치료가 필수적
제2형 당뇨병	① 발병 나이: 주로 40세 이상 발병 ② 체형 특징: 비만 경향 ③ 가족력: 높은 비중 ④ 특징: 인슐린 저항성이 높아 혈당이 높은 경우

'제1형 당뇨병'은 주로 사춘기나 유년기에 발생합니다. 주로 30~40세 전에 진단되지만 성인에게서도 나타날 수 있고요. 제2형 당뇨병과 달리 유전적인 요인이 작용하지만 대부분 가족력이 적습니다. 제1형 당뇨병은 체내의 인슐린 분비 세포(베타 세포)의 파괴로 심한 인슐린 결핍이 오는 것이 특징인데요. 그러므로 인슐린 보충 치료를 받지 않을 경우 고혈당이 나타날 뿐만 아니라 '케톤산증'이 일어나 지속적인 인슐린 치료가 꼭 필요합니다.

'제2형 당뇨병'은 한국인 당뇨병의 대부분을 차지하며 보통 40세 이상에서 발생하지만 그보다 젊은 나이에서도 발생하며 과체중이 많습니다. 제1형 당뇨병과 달리 가족력이 흔합니다. 인슐린의 감소가 주로 발생하는 제1형과 달리, 인슐린의 분비뿐 아니라 인슐린 저항성이 동반됩니다.

> ※ 케톤산증: 당뇨병, 기아, 과도한 알코올 섭취 등에 의해 발생할 수 있는 응급 상태이며, 몸속 혈액 내에서 케톤체(ketone body)가 과량으로 증가하고 산도(pH)가 낮아지게 되는 상태를 이른다.

Q.

우리가 흔히 알고 있는 당뇨는 제2형 당뇨인 거네요. 그렇다면 이 당뇨병은 왜, 무엇 때문에 발병되는 걸까요?

A.

네. 열량의 과잉 섭취가 많거나 상대적으로 운동량이 적고 많은 스트레스에 노출되면 인슐린의 분비 감소와 인슐린 저항성으로 인슐린의 성능이 떨어져서 당뇨병이 발생합니다.

> ※ 인슐린 저항성: 체내에 주어진 인슐린 양 대비 인슐린에 대한 반응이 정상보다 감소한 경우

Q.

우리 몸에서 인슐린의 역할이 중요하다는 건데요. 이 인슐린은 우리 몸에서 어떤 역할을 담당하는 건가요?

A.

인슐린은 췌장에서 분비되는 호르몬인데요. '랑게르한스섬'이라는 세포에서 분비되어 식사 후 올라간 혈당을 낮추는 기능을 합니다. 만약 여러 가지 이유로 인슐린이 모자라거나 기능이 떨어지게 되면, 체내에 흡수된 포도당은 우리 체내에서 이용되지 못하고 소변으로 넘쳐 나오게 되는데요. 이런 병적인 상태를 '당뇨병'이라고 부릅니다.

Q.

당뇨의 대표 증상은 어떤 게 있을까요?

A.

대표적인 증상은 다음과 같습니다.
① 다뇨(多尿): 소변량 증가
② 다음(多飮): 심한 갈증, 많은 수분 섭취
③ 다식(多食): 식후에도 공복감

당뇨병의 3대 증상은 위와 같이 다뇨(多尿), 다음(多飮), 다식(多食)이지만 특별한 증상이 없을 수도 있습니다. 그 때문에 자신이 당뇨병인지 모르고 지내다가 건강검진 등을 통해 뒤늦게 진단받은 사례도 있습니다.

Q.

'소변에 거품이 많이 생기면 당뇨병이다'라는 이야기가 있던데요. 소변의 거품, 당뇨 증상일까요?

A.

그렇지 않습니다. '거품뇨'란 소변에 비정상적으로 거품이 섞여 나오는 증상을 말합니다. 단백질이 소변으로 빠져나오기 때문에 생기는 증상인데요. 일반적으로 건강한 사람의 소변은 거품이 많지 않고, 소변을 볼 때 순간적으로 거품이 일지만 곧 사라집니다. 그러나 거품이 지나치게 많거나 시간이 지나도 없어지지 않는다면 거품뇨라고 할 수 있고요. 건강에 이상이 없더라도 일시적으로 거품뇨가 나타날 수 있습니다. 전신 질환으로 인한 발열이 있거나, 격렬한 운동을 마친 이후에도 거품뇨가 나타날 수 있고요. 하지만 거품뇨가 반복적으로 나타나거나 그 양이 많다면 이것은 신장 질환으로 인해 나타나는 것으로 볼 수 있습니다.

Q.

최근 소아·청소년의 당뇨 발병 비율이 높아진 것은 어떤 이유 때문인가요?

A.

원래 소아기에는 성인기와 달리 제1형 당뇨병이 가장 흔합니다. 췌장이 파괴돼서 인슐린을 전혀 분비하지 못하는 상태를 '제1형 당뇨'라고 하는데요. 최근에는 비만이 증가하면서 청소년을 중심으로 '제2형 당뇨병'의 발병률이 높아지고 있습니다. 비만은 당뇨와 밀접한 관련이 있습니다. 계속된 비만은 몸 안의 인슐린 요구량을 증가시키고, 그 결과로 췌장의 인슐린 분비 기능을 점점 떨어뜨려 당뇨병이 생깁니다. 또한 비만은 고혈압이나 심장병의 원인이 되기도 합니다. 운동 부족은 비만을 초래하고 근육을 약화하며 저항력을 저하합니다. 소아·청소년 당뇨에는 철저한 체중 조절과 식이요법이 중요하다고 볼 수 있습니다.

Q.

임신성 당뇨, 무엇 때문에 발생하고 어떤 관리가 필요한가요?

A.

'임신성 당뇨병'이란, 임신 중 처음 발견되었거나 임신의 시작과 동시에 생긴 당 조절 이상을 말합니다. 임신 전에 진단된 당뇨병하고는 구분되는데요. 발병률은 임산부의 2~3% 정도로 흔하지는 않고요. 대부분 출산 후 정상화됩니다. 하지만 임신 중 혈당 조절의 정도가 정상 범위를 벗어난 경우 태아 사망률이 높아지고 선천성 기형의 발생률이 높아지기 때문에 주의해야 합니다. 그래서 임신성 당뇨 위험군인 경우, 보통 임신 24~28주에 임신성 당뇨병 검사를 받아야 하는데요. 임신성 당뇨로 진단된 경우는 인슐린 주사로 치료를 받아야 합니다.

Q.

‘당뇨’ 하면 가장 먼저 생각나는 혈당. 이 혈당 조절을 위한 당뇨병의 치료, 어떻게 이뤄지나요?

A.

당뇨병 환자는 고혈당과 고혈압 및 고지혈증을 치료해야 하며, 합병증 발생 시 합병증에 관해서도 치료를 받아야 하는데요. 당뇨병 관리의 가장 기본은 혈당을 조절하는 것입니다. 심장마비, 뇌졸중, 신부전, 망막증, 신경합병증 등과 같은 만성 합병증의 위험이 혈당 조절을 통해서 감소할 수 있기 때문인데요. 당뇨병의 만성 합병증인 신장 및 혈관 합병증을 예방하기 위해서는 무엇보다도 철저한 혈압 관리가 중요합니다. 바람직한 혈당 조절 목표는 식전·식후 2시간, 당화혈색소를 기준으로 하며 일반적으로 식전 혈당 80~130mg/dℓ, 식사 2시간 후 혈당 180mg/dℓ, 당화혈색소 6.5% 미만으로 합니다.

※ 당화혈색소: 포도당이 결합한 혈색소로, 혈당이 높으면 혈색소 증가

Q.

고혈압, 고지혈증, 당뇨병. 이 세 가지 질환을 함께 앓고 있는 분들이 많은 것 같은데요. 무엇 때문인가요?

A.

고혈압, 당뇨, 고지혈증 모두 노화가 진행되면서 유병률이 높아지는 질환들입니다. 가족력하고도 밀접한 관계가 있고요. 이로 인해 당뇨가 처음 발병되면 시간이 지남에 따라서 고혈압도 진단이 되고, 고지혈증도 진단됩니다. 이 세 가지 질환을 동시에 앓는 분들도 많지만, 그렇다고 모든 환자에게 발생하는 것은 아닙니다. 단독 질환으로 각각 고혈압만, 고지혈증만, 당뇨만 앓는 분들도 많습니다.

Q.

당뇨 관리, 식이요법이 중요한가요?

A.

당뇨 관리에 있어서 특별히 좋은 음식은 없습니다. 식사보다는 혈당을 조절해야 하니까 식사 습관이 더 중요한데요. 당뇨의 식단을 이른바 '균형식'이라고 합니다. '균형식'이란 6가지 식품군(곡류군, 어육류군, 채소군, 지방군, 우유군, 과일군)에서 매끼 식사에 곡류군, 어육류군, 채소군, 지방군(양념으로 소량)을 포함하고, 간식으로 우유군과 과일군을 이용한 식단을 말합니다. 밥 대신 간단히 라면을 먹거나 떡, 고구마 등으로 식사를 대신하는 경우, 당질 식품의 비중이 높아지면서 식후 고혈당의 위험이 증가할 수 있습니다.

당뇨병 식사요법의 기본 원칙은 다음과 같습니다.

① 백미보다는 현미밥이나 잡곡밥

② 식이섬유소, 고단백질 식품 섭취

③ 고지방 식품은 되도록 제한

Q.

여기서 잠깐! 당뇨가 단것을 많이 먹어서 생기는 그런 질환인가요?

A.

단것을 많이 먹는다고 당뇨가 생기는 것은 아닙니다. 당뇨가 진단된 이후에는 당이 많이 함유된 음식을 먹는 것은 당연히 안 되지만, 단것을 많이 먹는다고 해서 생기는 질환은 아니고요. 단것이라고 하더라도 간단히 혹은 소량만 먹으면 문제는 되지 않습니다.

Q.

물을 자주, 많이 섭취하는 게 혈당 관리에 좋다고 들었습니다. 이거 사실일까요?

A.

적절한 수분 섭취는 당뇨 환자에게 도움을 줄 수가 있습니다.

일반적으로 수분 1.5~2ℓ 정도 권장하지만, 체중에 따라서 혹은 계절에 따라서 수분 섭취량은 다소 차이가 날 수 있습니다. 특히 당뇨 합병증의 하나인 신장 질환(신부전)을 앓고 있는 경우 오히려 수분 섭취가 해로울 수 있고 부종도 유발할 수 있어서 주의하셔야 합니다. 상태에 따라서 담당 의사와 상의하시면서 치료하시기를 바랍니다.

Q.

식습관 외에 일상생활 습관에도 변화가 필요한가요?

A.

가능한 한 규칙적으로 생활해야 합니다. 체중 관리와 규칙적인 운동도 중요합니다. 운동은 주 3회 이상, 30분~1시간 이상으로 걷기, 달리기, 등산, 에어로빅 등 땀을 낼 수 있는 유산소 운동을 추천합니다. 당질 위주의 간식은 되도록 피하고 횟수도 줄이셔야 하고요. 물론 금연과 금주를 권고합니다.

Q.

당뇨 관리의 핵심은 혈당 측정일 텐데요. 혈당 측정 시 주의해야 할 점이 있을까요?

A.

채혈로 혈당을 측정할 때 다음과 같은 것을 주의해야 합니다.

① 채혈 전 손가락을 충분히 마사지

② 채혈 부위는 손가락 양쪽 가장자리

③ 가능한 한 번에 큰 피 한 방울

④ 검사 결과 너무 낮으면 반복하여 시행

Q.

당뇨 환자의 경우 완치도 가능한가요?

A.

당뇨병은 완치되지 않고 꾸준하게 관리해야 하는 질환입니다. 약이나 인슐린을 중단하고 식사와 운동요법만으로 당뇨를 조절하는 분도 계십니다. 하지만 이렇게 약물치료를 중단했다고 해서 당뇨병이 완치되었다고 하지는 않습니다. 운동과 식사요법을 잘 유지하지 못하는 경우 언제든지 혈당이 다시 오를 수 있고, 생활 습관을 잘 유지하고 있더라도 시간이 흐르면서 혈당이 다시 오를 수 있기 때문입니다. 당뇨는 정기적으로 진료를 받으면서 검사를 지속해야 합니다.

S' Doctor Says

내가 만든 질병, 내가 고친다!

만성질환인 당뇨병은 식습관 등 일상생활 습관이 굉장히 중요한 질환이므로 환자 스스로 노력하지 않고는 근본적으로 치유되기 어렵습니다.

▶ TV홈닥터 더 나은 클리닉 '당뇨의 구분' 편 방송 이야기가 궁금하다면?

▶ TV홈닥터 더 나은 클리닉 '당뇨 관리' 편 방송 이야기가 궁금하다면?

어떤 증상으로 구분할까?

위식도역류병gastroesophageal reflux disease, 소화성 궤양peptic ulcer

― 김덕룡 ―

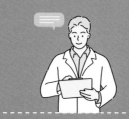

'오늘 하루 속이 편안하셨습니까?' 이 문장은 두 가지로 해석할 수 있습니다. 하나는, 하루를 무탈하게 잘 보냈는지의 의미이고요, 또 다른 하나는, 우리 신체의 일부인 '속'이 탈 없이 편안했는지를 의미합니다. 속이 편안해야 만사가 형통한 법이니까요!

우리 몸이 바다라면, 위장은 강으로 비유가 됩니다. 오염된 강물이 바다로 가면 바다가 오염되듯이 강의 상류인 위장 건강부터 잘 챙겨야 합니다. 우리 몸에서 면역력까지 담당하는 위 건강에 대해 알아봅니다.

Q.
'위식도역류병'이란 어떤 질환인가요?

A.

보통 '역류성 식도염'이라고 말씀하시는 것의 큰 개념이 '역류성 식도 질환'인데요. 역류성 식도염 증상이 있는 경우 내시경을 해보면 식도에 염증이 없는 경우도 꽤 많습니다. 그래서 그 증상의 군, 흔히 말해서 목에 이물감이 있거나 속이 쓰리거나 신물이 올라오거나 이런 증상이 있는 경우 '역류성 식도 질환'으로 의심할 수 있습니다.

Q.
매년 환자가 증가하는 이유는 무엇일까요?

A.

요즘 현대인들의 식습관과 생활 습관이 가장 큰 문제가 아닐까 싶습니다. 일단, 바쁜 일상을 보내며 음식을 급하게 먹는 경우가 많고요. 불규칙한 식사, 인스턴트 음식, 흡연, 음주 등으로 인해서 위산이 역류할 여지가 많아진 것이죠. 게다가 퇴근 후 휴식을 취하며 야식을 즐기는 문화가 생겼잖아요. 이러한 야식 문화도 위식도역류 질환에 의한 증상을 유발하고 악화시키는 원인이 아닐까 싶습니다.

Q.

어떠한 증상들로 위식도역류 질환을 의심해볼 수 있을까요?

A.

다음과 같은 증상이 나타납니다.

① 속쓰림

② 신물이 올라옴

③ 가슴이 답답하고 뻐근함

④ 목의 이물감

⑤ 기침

⑥ 흡인성 폐렴 등 호흡기 질환으로 발전

Q.

위식도역류병의 검사는 어떻게 이루어지나요?

A.

다음과 같이 진단합니다.

① 문진을 통한 진단 청취

② 내시경을 통한 검사

③ 다른 질환의 동반 여부 배제

④ 위산 역류에 대한 검사

Q.

건강한 식도와 그렇지 못한 식도는 어떤 차이가 있나요?

A.

내시경 사진을 보시면, 저 부분이 위하고 식도하고 만나는 부분이거든요.

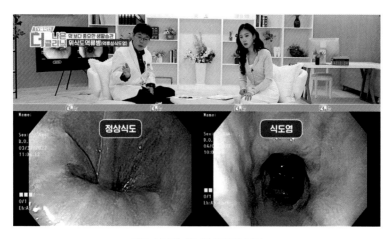

정상 식도와 식도염 환자의 식도

그런데 오른쪽 사진을 보시면, 붉은 선 같은 게 있죠? 그게 바로 식도 쪽에 염증이 생긴 것, '식도염'입니다. 반면 왼쪽 사진을 보시면 붉은 부분이 보이지 않죠? 내시경상으로는 식도염이 없는 경우지만, 두 경우 모두 역류성 식도 질환으로 인해서 증상을 유발할 수가 있습니다. 그래서 내시경상에서 식도염이 발견되지 않더라도, 관련 증상이 있으면 역류성 식도 질환으로 치료를 받게 됩니다.

Q.

사진을 보면, 식도염이 있는 경우가 정상 식도보다 구멍이 더 넓은데요?

A.

그건 내시경을 하는 도중 구역질을 했을 경우 구멍이 더 크게 보일 수 있습니다. 위식도역류 질환이 있는 분들이 실제로 술, 담배를 많이 하시거든요. 식도와 위가 연결되는 부분에 밸브가 있는 게 아니고, 횡격막이라는 것이 위 속의 내용물이 역류하지 않도록 막아주는 역할을 하고 있는데요. 술, 담배, 커피를 즐기시는 분들은 이 힘이 좀 약해지게 됩니다. 그래서 역류가 잘 될 수 있습니다. 그리고 또 하나는 위 일부가 식도 쪽으로 딸려 올라오는 경우가 있거든요. 그런 때에도 식도염이 생길 수 있습니다.

Q.

위식도역류병이 지속되면 건강상 어떠한 문제를 일으킬 수 있을까요?

A.

제일 안 좋은 경우는, 아주 낮은 빈도지만 역류성 식도염의 염증이 오래되다 보면 거기서 식도암이 생기는 경우가 있습니다. 폐렴도 생길 수가 있고요. 보통 위식도역류 질환 환자들은 일상생활에 불편이 많습니다. 이물감, 가슴이 타는 듯한 느낌 때문에 잠을 제대로 못 주무시는 분들이 꽤 많거든요. 밤에 잠을 못 자면 낮에 피곤하겠죠? 일상생활에서 불편한 악순환이 반복됩니다.

Q.

위식도역류 질환은 어떻게 치료해야 할까요?

A.

일반적으로 증상이 있는 경우, 투약해볼 수가 있습니다. 역류가 안 되게 하려면 일단 위에 있는 것들이 빨리 내려가면 되겠죠? 위의 음식물 배출을 촉진해주는 약을 쓰거나, 위의 산도를 낮춰주는 약을 쓸 수가 있습니다. 증상이 아주 심한 경우 수술적인 치료도 고려하지만 그런 경우는 흔치 않고요. 약물치료로 증상이 호전되는 경우가 많습니다. 하지만 또 재발하는 경우가 대부분입니다.

Q.

위, 식도 건강을 위한 실천 가이드가 있다면요?

A.

다음과 같은 생활 습관을 실천하면 도움이 됩니다.

① 식사는 천천히

② 금주 및 금연

③ 식사 후 바로 눕지 않기(야식 피하기)

④ 커피, 과식 피하기

⑤ 상체를 약간 세워서 취침하기

⑥ 저녁 식사 후 산책 등 가벼운 운동하기

Q.

소화성궤양, 우리가 흔히 말하는 '위궤양'을 말하는 건가요?

A.

보통 우리가 '위궤양'이라고 하는데요. '위궤양'과 '십이지장궤양'을 합쳐서 '소화성궤양'이라고 통칭하고 있습니다.

Q.

위궤양의 검사와 진단은 어떻게 이루어지나요?

A.

위궤양은 보통 위 내시경검사를 통해서 정확하게 알 수 있습니다. 하지만 위 내시경검사를 힘들어하셔서 위 투시검사를 선호하는 분들도 계시는데요. 위궤양이 심하지 않거나 작은 궤양 같은 경우는 위 투시검사로 발견하지 못할 수도 있어서, 조금 힘드시더라도 위 내시경검사를 하시는 게 좋습니다.

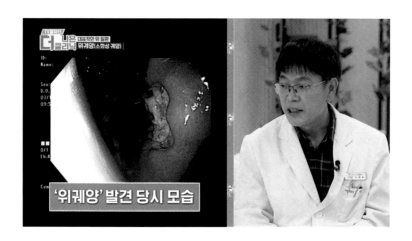

이 환자분은 50대 중반 정도 되는 남성분이셨는데요. 특별한 증상은 없으셨거든요. 그런데 내시경상에서 이렇게 활성기 궤양이 관찰되었습니다.

Q.

위궤양이 악성(암)으로 발전할 수 있나요?

위궤양하고 위암은 다른 질환입니다. 하지만 위궤양이 반복적으로 생기거나 여러 원인에 의해서 위암이 될 수도 있습니다.

A.

　보통 내시경을 통해서 위궤양이 보이는 경우, '조직검사'와 '헬리코박터균 검사' 이렇게 두 가지 검사를 시행하는데요. 실제로 조직검사에서 양성 위궤양으로 진단되었다고 하더라도, 양성 위궤양이 악성으로 진행하지는 않습니다. 하지만 위궤양이 반복되다 보면 위 점막이 손상을 받을 수 있고요. 헬리코박터균을 제대로 치료하지 않으면 차후에 그곳에서 암이 발생할 수도 있습니다.

Q.

　위궤양으로 나타나는 증상은 어떤가요?

A.

　실제로 위궤양이 심한데도 증상을 전혀 못 느끼시는 분도 있고요. 일반적으로는 소화불량, 복부 불편감, 속쓰림, 복통 등의 증상이 나타납니다.

Q.

　'위염이 심해지면 위궤양이 된다.' 이렇게 생각하는 분들도 계시는데요. 위궤양과 위염은 어떠한 차이가 있나요?

A.

위벽의 구조부터 살펴보면요, 위는 4개의 층으로 되어 있습니다. 제일 안쪽이 점막층, 그다음이 점막하층, 그다음이 근육층, 그리고 가장 바깥쪽이 장막층으로 구성되어 있는데요. 우리가 흔히 '위염'이라고 말하는 것은 점막층에 국한된 염증을 말합니다. 그리고 손상이 점점 깊어져서 점막하층까지 침범한 경우를 '위궤양'이라고 합니다. 궤양 같은 경우에는 점막하층까지 침범하기 때문에 차후에 궤양이 다 나은 후에도 흔적이 남을 수 있습니다.

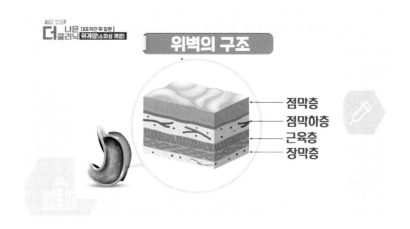

Q.

위염과 위궤양이 일어나는 원인은 어디서 찾을 수 있나요?

A.

그 원인은 굉장히 다양합니다. 그런데 위궤양의 가장 흔한 원인은 헬리코박터균에 의한 감염이 되겠고요. 맵고 짠 음식에 길든 식습관도 원인이 됩니다. 또한 연세가 있으신 분들은 관절통과 같은 질환들 때문에 진통제를 많이 드시거든요. 소염진통제를 장기간 먹는 것도 위벽에 손상을 입힐 수 있습니다. 그 밖에도 굉장히 다양한 원인으로 인해서 위염이나 위궤양이 발생할 수 있습니다.

Q.

'헬리코박터균'이란 무엇인가요?

A.

'헬리코박터균'은 위점막에 기생하며 각종 위장 질환을 일으키는 세균인데요.

위는 굉장히 산성이 강하잖아요. 그래서 헬리코박터균은 자기들의 생존을 위해서, 산성인 환경을 중화시킬 수 있는 효소를 분비하면서 살고 있습니다. 헬리코박터균에 의해 위 점막이 장기적으로 손상을 입을 때도 위염, 위궤양이 생기게 됩니다. '위궤양의 80% 이상은 헬리코박터균 감염으로 발생한다.' 이렇게 보시면 되겠습니다.

Q.

위궤양 치료는 어떻게 진행되나요?

A.

내시경을 해서 궤양이 보이면, 먼저 '악성 궤양'과 '악성 종양'과의 감별을 위해 조직검사를 합니다. 그리고 헬리코박터균의 존재 여부를 꼭 확인합니다. 헬리코박터균이 확인되는 경우, 투약(항생제와 위산분비억제제 복용)을 통해 치료할 수 있으나 재발이 흔합니다. 궤양의 합병증으로 출혈이 있는 경우에는 내시경적인 치료가 필요하며, 천공 등의 합병증이 있으면 수술적인 치료가 필요합니다.

Q.

위궤양의 추적 관찰, 필요한가요?

A.

네, 추적 관찰 중요합니다. 특히 활동성 위궤양 같은 경우 정기검진이 중요한 것이, 조직검사를 할 때 여러 군데를 진행하지만 발견하지 못할 수도 있거든요. 그래서 일단은 충분히 조직검사를 하고, 조직검사 소견이 괜찮다고 하더라도 활동성 궤양이 있으면 정기적으로 검진을 해야 합니다. 1~2개월 후에 검진해서 특별한 문제가 없으면 6개월 후에 검진, 또다시 1년 후에 검진 이렇게 정기검진을 계속하는 것이 중요합니다.

위궤양을 예방하는 생활 가이드가 있다면요?

A.

헬리코박터균이 양성으로 나오면 꼭 치료하셔야 하고요. 식생활 개선이 굉장히 중요합니다. 제일 중요한 게 맵고 짠 음식을 피하는 것이고요. 금주, 금연 및 적절한 운동 등을 통한 꾸준한 건강 관리가 필요합니다.

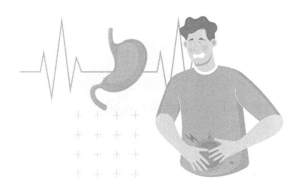

S' Doctor Says

식습관 개선과 정기검진이 중요합니다!

쉽지 않으시겠지만, 위 건강을 위해서는 식습관 개선, 금주, 금연 등 생활 속의 실천이 필수입니다. 더불어 정기 건강검진도 놓치지 말고 꼭 받으시길 바랍니다!

▶ TV홈닥터 더 나은 클리닉 '위식도역류병' 편 방송 이야기가 궁금하다면?

▶ TV홈닥터 더 나은 클리닉 '소화성 궤양' 편 방송 이야기가 궁금하다면?

면역력 저하의 적신호

대상포진 herpes zoster

— 이성원 —

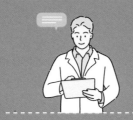

코로나19 이후 더욱 화두가 된 면역력! 우리 몸에 면역력이 뚝 떨어지면 나타나는 질환 가운데 가장 대표적이면서 고통스러운 질환! 바로, 통증의 끝판왕이라고 불리는 '대상포진'인데요. 최근 그 발병률이 증가하며 많이 알려진 질환입니다.

전체 대상포진 환자 중 40대 환자의 비율이 약 85%에 달할 정도로 40대 이상의 환자 수가 절대적으로 많다고 하는데요. 대상포진에 대해서 자세히 알아봅니다.

Q.

대상포진을 두고 '통증의 끝판왕', '아기를 낳는 산통에 버금가는 질병'이란 이야기가 있는데요. '호환마마보다 무서운 병'이라는 소문이 맞습니까?

A.

네, 맞습니다. 호환마마. 어린 친구들은 잘 모를 텐데요. 바로 '천연두 바이러스'를 일컫는 피부병으로 이해하시면 됩니다. 대상포진은 이 천연두 바이러스처럼 피부 이상을 일으키는 바이러스성 질병인데요. 원인 바이러스가 수두와 같아 수두와 사촌인 질병으로 이해하시면 됩니다. 어릴 적에 수두를 이미 앓고 다 나았다고 생각하실 텐데요. 사실 몸속에는 여전히 수두 바이러스가 존재하고 있습니다. 면역력이 떨어지면 이 수두 바이러스가 활성화되면서 통증과 함께 발진 혹은 수포가 띠 모양으로 발생을 하게 되는데, 이것이 바로 '대상포진'입니다.

Q.

대상포진의 '수포'는 주로 어느 부위에 나타나나요?

A.

대상포진의 수포는 머리부터 발끝까지 어디서나 발생할 수 있습니다. 간혹 입술 부위에 포진이 나타나기도 하는데, 이런 경우 단순히 피곤해서 나타나는 증상이라고 여기기 쉽습니다.

Q.

몸에 이유 없는 수포가 생기고 통증이 느껴진다면 대상포진을 의심해야 할까요?

A.

통증이 있으면서 피부 발진이나 수포가 생겼다고 하면 일단 대상포진을 의심해볼 수 있습니다. 대상포진은 보통 신체 일부에 나타나는 물집과 통증으로 진단을 할 수가 있는데요. 하지만 초기의 경우는 눈에 띄는 변화나 통증이 없을 수 있습니다. 실제로 내원한 환자의 경우 몸살과 같은 증상이 계속 반복된다든가, 몸이 간질간질하는 이상 반응이 생겨서 찾으신 분들도 계셨습니다. 대상포진인 줄 모르고 오셨다가 대상포진을 진단받은 경우가 되겠죠.

Q.

대상포진, 초기에 발견하면 치료에 유리하겠죠?

A.

그렇죠. 초기 발견이 된다면 치료도 비교적 쉽고, 합병증으로 이어질 가능성도 적습니다. 대상포진 발진이 생기기 전에 피부가 가렵거나 통증이 발생하거나 간혹 발열이나 오한, 두통과 같은 증상이 동반되기 때문에 평소와 다르게 느껴진다면 내원하셔서 진단받는 게 좋습니다.

Q.

수포가 올라왔을 경우, 회복되는 데 시간이 좀 걸리나요?

A.

네, 통상적으로는 시간이 좀 걸리는 질환입니다. 시간이 지나면서 수포 안에 염증성 물질들이 채워져 노랗게 변화하는 과정을 겪는데요. 이후 딱지가 떨어지고 정상 피부를 회복하기까지 대개는 한 달 정도가 소요됩니다. 노인이나 면역 상태가 좋지 못한 사람은 시간이 더 걸릴 수 있고요. 피부 병변도 흉터가 생길 정도로 심한 경우가 많아, 무엇보다 제때 치료받는 것이 중요합니다.

Q.

'대상포진은 통증과의 싸움'이라는 이야기가 있더라고요. 그만큼 아프다는 것인데, 통증은 왜 발생하는 건가요?

A.

대상포진은 신경절에 잠복해 있던 바이러스가 신경을 따라 내려가 신경염증을 일으켜 통증을 유발하는 병입니다. 대상포진을 진단받았다고 해서 모든 환자가 극심한 통증을 호소하는 것은 아닌데요. 앞서 말씀드린 것처럼 초기에 발견할 경우 통증이 약하게 나타날 수 있습니다. 초기에 항바이러스제를 투여하게 되면 합병증을 좀 더 효과적으로 줄일 수가 있는데요. 이 시기를 놓쳐서 바이러스가 신경을 손상하게 되면 후유증으로 신경통과 같은 합병증을 유발하게 되는 겁니다.

Q.

대상포진의 통증, 가늠될까요?

A.

급성기의 심한 통증은 수술 후 통증이나 분만통보다도 심할 수 있습니다. 환자분들께서 말씀해주시는 증상으로는 "찌릿하고 욱신거린다"라는 분도 계시고요. 심한 경우 "날카로운 것에 베이는 듯한 통증이 동반된다"라고도 말씀해주시는데요. 대상포진을 심하게 앓은 분들은 일상생활을 하기 힘들고, 일반 진통제 같은 걸 먹어도 통증이 쉽게 가라앉지 않습니다. 그래서 결국 병원치료를 하게 되시는 거죠.

Q.

다행히 대상포진은 '예방접종'이 있잖아요. 이게 어느 정도 도움이 되겠죠?

A.

네. 다행히 대상포진은 예방접종이 있습니다. 예방접종을 하면 50% 이상은 대상포진과 대상포진 이후에 생기는 신경통을 예방할 수 있습니다.

대상포진 발생률이 높은 만 65세 이상인 분들은 국가 예방접종 권고 대상입니다. 또한 만 50세 이상 여성분들도 예방 차원에서 접종을 권하고 있습니다.

Q.

이미 대상포진을 한 번 겪었다면, 굳이 접종할 필요는 없겠죠?

A.

그렇지 않습니다. 일단 대상포진을 앓은 분들은 보통 6개월~1년까지는 대상포진에 대한 예방 항체가 있어서, 6개월~1년 이내에는 접종을 권고하지 않는데요. 대상포진을 앓은 후 1년 이상, 면역력이 많이 떨어진 상태, 고령, 혹은 당뇨나 호흡기 질환과 같은 만성질환자 같은 경우는 예방접종을 한 번 더 하시도록 권해드립니다.

Q.

대상포진도 전염이 되나요?

A.

맞습니다. 대상포진은 바이러스성 질환이라고 말씀을 드렸습니다. 그래서 전염이 되는데요. 다만, 대상포진 환자가 대상포진을 전염시키는 게 아니라 수두를 전염시키게 됩니다. 수두 바이러스가 전염되면서 접촉한 사람의 예방 조치가 적절하지 않으면 수두가 발생합니다. 하지만 대상포진의 감염성은 높진 않습니다. 수두 감염에 비해서 그 감염력이 3분의 1 정도 됩니다. 다만 실제로 수두를 앓지 않고, 예방접종도 하지 않은 성인 혹은 수두 예방접종이 완전하지 않은 영유아는 대상포진 환자와 격리가 필요합니다.

S' Doctor Says

발병 72시간 이내 골든타임을 놓치지 마세요!

대상포진은 수두 바이러스 때문에 생기는 질환이기 때문에, 주 치료는 수두 바이러스를 없애는 약이 됩니다. 그래서 '항바이러스제'라고 하는 약을 발병 72시간 이내, 가급적 빨리 투여하는 것이 가장 중요합니다.

 TV홈닥터 더 나은 클리닉 '대상포진' 편 방송 이야기가 궁금하다면?

환절기 불청객 비염,
제대로 다스리는 법

알레르기 비염 allergic rhinitis

― 강민규 ―

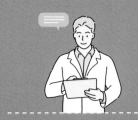

봄, 가을 계절이 바뀔 때마다 괴로움을 호소하는 분들이 있습니다. 환절기면 더욱 심해지는 '알레르기 비염'을 앓는 분들입니다.

질병관리청에 의하면 비염을 한 번이라도 진단받은 국민이 전체 국민의 20%에 달할 정도로 알레르기 비염은 흔한 질환이고, 기후 변화와 대기오염으로 인해 날이 갈수록 증가하고 있는 질환입니다.

환절기 불청객 알레르기! 현명하게 다스리는 방법은 없을까요?

Q.

'알레르기 비염'은 어떤 질환인가요?

우리 몸의 과도한 면역 반응이 알레르기의 원인입니다.

A.

우리 몸에는 외부에서 바이러스나 세균과 같은 나쁜 물질이 들어오면 맞서 싸우는 면역 체계가 갖춰져 있습니다. 그런데 종종 군이 특별히 해롭지 않은 물질, 예를 들어 꽃가루 같은 물질이 들어왔을 때도 우리 몸의 면역 체계가 과도하게 반응을 할 때가 있습니다. 다른 물질이 몸에 들어왔을 때 과도한 면역 반응을 일으켜 증상이 발생하는 것을 '알레르기 질환'이라고 합니다. 알레르기 질환 중에 대표적인 질환은 알레르기 비염, 기관지 천식, 아토피 피부염, 음식이나 약물을 먹었을 때 생기는 알레르기가 있습니다. '알레르기 비염'은 꽃가루나 집먼지진드기와 같은 외부 물질에 대해 코에서 과도한 면역 반응을 일으키면서 염증이 생겨 콧물, 재채기, 코막힘, 가려움증과 같은 증상이 생기는 것을 말합니다.

Q.

재채기, 콧물 증상 때문에 감기와 구분이 쉽지 않아요. 알레르기 비염과 감기, 어떻게 다른가요?

A.

알레르기 비염은 코감기와 증상이 유사하지만 열이 동반되지 않는다는 특징이 있습니다. 감기는 대부분 1주일 안에 증상이 사라지지만 알레르기 비염은 원인 물질이 제거될 때까지 증상이 계속됩니다.

Q.

환절기가 되면 심해지는 이유는 무엇인가요?

A.

꽃가루 때문입니다. 번식을 위해 공기 중에 날리는 꽃가루가 호흡을 통해서 코점막에 달라붙어 알레르기 반응을 일으키고, 염증이 생겨 비염을 일으키게 됩니다. 봄 환절기에는 나무 꽃가루가, 가을 환절기에는 잡초 꽃가루가 많이 날려 알레르기 질환을 유발합니다.

Q.

알레르기 비염, 타고난 체질이 따로 있을까요?

A.

알레르기 비염은 보통 유전적인 요인이 많이 작용한다고 봅니다. 부모 모두가 알레르기가 있으면 아이가 알레르기가 있을 확률이 70~80% 정도, 부모 중 한 명이 알레르기 질환이 있으면 아이가 알레르기 질환을 갖고 있을 확률이 50% 정도 된다고 보시면 됩니다.

Q.

알레르기 비염, 어떻게 감별할 수 있나요?

A.

알레르기 비염은 맑은 콧물, 재채기, 코막힘, 코와 눈의 간지러움과 같은 특징적인 증상으로 진단을 하게 됩니다. 하지만 내가 어떤 알레르기 물질에 대해 알레르기 반응을 하는지는 몇 가지 검사를 통해서 확인할 수 있습니다. 보통 다음과 같은 방법으로 검사합니다.

① 피부 반응검사: 알레르기를 유발할 것으로 의심되는 약물이나 물질을 주사하거나 패치를 붙여 반응을 확인(주사는 당일 확인 가능, 패치는 2~3일 후 확인 가능)

② 혈액검사: 특수한 검사법을 통해 특정 물질에 알레르기 항체를 가졌는지와 얼마나 가졌는지를 평가(채혈 3~4일 후 확인 가능)

Q.

알레르기 비염이 있으면 합병증의 가능성도 높은가요?

A.

알레르기 비염이 있다는 건, 결국 특정 항원에 대한 알레르기 반응이 코를 통해서 일어난다는 겁니다. 이 얘기는 결국, 코뿐만이 아니라 우리 몸의 면역 체계 전체가 특정 물질에 대해 알레르기 반응을 일으킨다는 얘기입니다. 알레르기 반응이 코에 일어났을 때는 알레르기 비염, 기관지로 오면 천식, 피부에 일어나면 아토피 피부염, 눈으로 오면 알레르기 결막염이 되는 것이지요. 최근에는 알레르기 비염과 천식 모두 숨 쉬는 통로에 생기는 하나의 질환으로 생각하고, 두 병을 같이 진단하고 관리하는 추세입니다.

알레르기 비염으로 인한 합병증으로는 다음과 같은 것들이 있습니다.

① 만성 부비동염: 부비동에 세균이나 바이러스가 침투해 염증이 발생하는 질환으로 '축농증'이라고도 함(부비동과 머리의 통증, 누런 콧물 등의 증상)

② 천식: 비염이 심해지면 코가 막혀 입으로 숨을 쉬게 되면서 정화되지 않은 물질이 기관지로 들어가 천식을 유발하는 것으로 추정

Q.

알레르기 비염을 잘 다스리려면 어떻게 치료해야 할까요?

A.

다음과 같은 방법이 있습니다.

① 알레르기를 유발하는 원인 물질을 피하거나 없애는 방법

② 약물치료: 재채기나 콧물 증상을 호전시키는 항히스타민제, 코의 염증을 가라앉히는 비강 분무 스테로이드제

③ 면역치료: 설하 면역요법(혀 밑에 녹여 먹는 약 처방), 피하 면역 주사(피부에 면역주사 주입, 치료 시 중단 없이 수년간 지속해야 한다는 단점이 있음)

Q.

알레르기 비염, 완치될 수 있을까요?

A.

엄밀히 말하면 완치는 어렵습니다. 가장 이상적인 면역치료 역시 수년이 걸리고, 다 끝나고 나서도 10년 이상 지나면 그 효과가 조금씩 떨어진다는 얘기가 있어서 아직 완전한 치료 방법은 없습니다.

Q.

완치가 되지 않더라도 생활 속 주의 사항이나 예방법이 있겠지요?

A.

네. 일상 속에서 실천하기에 가장 효과적인 방법은 비강 분무 스테로이드를 꾸준히 사용하는 것입니다. 간혹 스테로이드를 장기간 사용하면 안 좋다는 얘기를 들었다며, 처방해드려도 사용하지 않거나 마음대로 중단하시는 경우가 많은데요. 비강 분무 스테로이드는 1년 내내 장기간 사용해도 큰 부작용이 없습니다. 처방을 받게 되면 꾸준히 잘 사용하시길 바랍니다. 만성 비염은 부비동염이나 수면장애, 학습장애를 유발할 수 있습니다. 참으면서 병을 키우지 마시고, 환절기에 '조금 안 좋아진다' 싶으면 즉시 병원에 방문하시길 권해드립니다.

알레르기 비염 예방을 위한 생활 속 수칙
① 비강 분무 스테로이드를 꾸준히 사용한다.
② 코가 막혔을 때 무리하게 힘을 주어 풀지 않는다.
③ 이불 빨래 등 생활 환경을 청결히 관리한다.
④ 초기에 즉시 병원을 방문, 적절한 처방과 관리를 받는다.

알레르기 주의보, 정확한 원인 파악이 중요합니다.

유해 환경, 실내 위주의 생활 습관 때문에 선진국으로 갈수록 알레르기 질환이 급증한다고 합니다. 신체의 면역세포들은 원인 물질을 기억하는 성질이 있어, 한번 알레르기가 생기면 반복되기 때문에 더욱 괴로울 수밖에 없습니다. 분명한 것은 적극적인 치료로 얼마든지 개선이 가능하다는 점인데요. 알레르기 질환의 원인 물질을 정확히 파악해 요인을 조절하고, 몸의 면역력을 높이는 것이 중요합니다.

▶ TV홈닥터 더 나은 클리닉 '환절기 질환 알레르기 비염' 편 방송 이야기가 궁금하다면?

같은 듯 다른 치료

독감influenza, 폐렴 pneumonia

— 김현식 —

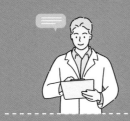

세계에서 독감으로 매년 300~500만 명이 중증 상태에 빠지고 이 중 25~50만 명이 사망하는 것으로 보고되고 있습니다.

국내에서도 해마다 2,000명 이상이 독감으로 사망하는 것으로 알려져 있고, 폐렴 역시 국내 사망원인 3위를 차지할 정도로 치명률이 높습니다.

가볍게 넘기기엔 무서운 독감과 폐렴, 차이는 무엇이고, 예방법은 무엇인지 알아봅니다.

Q.

감기와 독감, 어떻게 다른가요?

A.

'감기'는 바이러스에 의해 생기는 가벼운 질환으로 약 200종류 정도 됩니다. '독감'은 감기가 독해서 독감이 아니라, 인플루엔자 바이러스에 의해 생기는 전염병이라고 할 수 있습니다. 겉으로 보이는 증상에는 차이가 크지 않지만, 일반적으로 독감은 발열이 심하고 몸살 등 호흡기 이외의 증상이 심합니다. 또한 노약자, 면역 저하자에서 합병증이 동반되기 쉽고 치명률이 높아 위험할 수 있습니다. 독감은 돌연변이도 흔해 주기적으로 대유행을 만들고, 이때는 세계적으로 감염이 되면서 사망자가 많이 발생하는 질환입니다.

Q.

독감을 예방하는 가장 좋은 방법은 백신 접종이겠죠?

A.

그렇습니다. 현재로서는 가장 좋은 방법입니다. 독감은 해마다 바이러스 변이가 생깁니다. 따라서 작년에 예방접종을 했다고 효과가 있는 것이 아닙니다. 예방접종의 효과는 평균 6개월로, 예방접종을 한다면 접종 효과를 고려해 매년 10~12월 사이에 맞는 게 좋겠습니다. 이외에도 호흡기 감염병 증상자와 접촉을 피하고, 손을 자주 씻고, 개인위생 수칙 등을 준수하셔야 합니다. 독감이 유행하는 시기에는 사람이 많은 곳을 피하는 게 좋겠습니다.

Q.

독감 예방접종을 하면 안심해도 될까요?

A.

건강한 성인의 경우, 백신 바이러스와 유행 바이러스가 일치할 때 약 70~90% 예방 효과가 있다고 합니다. 하지만 어르신과 만성질환자에게는 효과가 더 떨어진다고 알려져 있고, 예방접종을 해도 방어 항체가 생기는 데 2주 정도 걸리기 때문에 그사이에 독감에 걸릴 수도 있습니다. 효과도 3~12개월로 개인차가 심해 너무 일찍 맞는 경우 효과가 떨어져 4월이나 5월 정도에 독감에 걸리기도 합니다. 이러한 단점에도 예방접종을 권장하는 이유는, 당연히 맞으면 독감에 걸리지 않을 가능성이 커지기 때문입니다. 또 어르신이나 만성질환자의 경우 독감으로 인한 입원과 사망을 줄이는 데 매우 효과적이기 때문입니다. 집단면역을 형성하게 되면 독감에 걸릴 기회 자체를 낮추는 효과도 있습니다.

Q.

독감 백신 부작용을 걱정하는 분들도 계시더라고요.

A.

대부분은 큰 부작용이 없습니다. 하지만 중증 알레르기 반응이나 '길랑-바레 증후군' 등이 있을 수는 있습니다. 따라서 이전에 독감 예방접종을 하고 상기 질환에 걸린 경험이 있다면 예방접종을 피하는 게 좋습니다. 또 백신의 제조 과정에서 달걀의 항원이 이용되는 경우가 있거든요. 달걀 알레르기가 있는 분들의 경우에는 '아낙팔락시스' 같은 부작용이 올 수 있으므로 반드시 의사와 상의 후 접종해야 합니다.

> ※ 길랑-바레 증후군: 말초신경과 뇌신경에 광범위하게 나타나는, 원인이 명확하지 않은 염증성 질환
> ※ 아낙팔락시스: 특정 물질에 대해서 몸에서 과민 반응을 일으키는 것

Q.

독감이 발전되면 폐렴이 된다고 하는데, 관련이 있나요?

A.

독감이 심할 때 폐렴이 생길 수도 있고, 독감의 합병증으로도 폐렴이 있기는 합니다. 다만, 독감이 발전하면 폐렴이 된다고 하는 건 정확한 사실은 아닙니다. 폐렴은 병을 일으키는 세균이나

바이러스, 진균 등에 의해 폐 조직에 염증 반응과 경화를 일으키는 질환입니다.

Q.

독감과 폐렴, 어떻게 구분해야 할까요?

A.

증상이 심하다고 전부 폐렴은 아니기에 증상만으로 구분하기는 어렵습니다. 하지만 숨쉬기가 어렵다거나, 증상이 오래 간다면 폐렴인지 확인하기 위해서 병원을 찾아 검사를 해보는 것이 좋습니다.

Q.

감기, 독감, 폐렴. 치료 방법에 차이가 있나요?

A.

감기는 아시다시피 치료를 하지 않아도 낫는 병입니다. 힘들면 '대증치료'라고 해서 질병보다는 증상에 대해 치료하는 편이고요. 독감 역시 마찬가지입니다. 요즘은 항바이러스 치료도 많이 하고 있지만, 증상에 대한 대증치료를 하는 경우가 일반적입니다. 젊고 건강한 사람이라면 충분한 휴식과 식이요법만으로도 좋아지는 경우가 대부분입니다. 하지만 폐렴은 대부분 원인에 대한 치료를 합니다. 주로 세균 등의 박테리아에 의한 경우가 많아 항생제로 치료를 하게 됩니다.

Q.
폐렴에 좀 더 취약한 분들이 계실까요?

A.
고령이거나 면역 억제 상태, 만성 폐 질환이 있거나 동반 질환 등이 많은 분의 경우 폐렴에 취약할 수밖에 없습니다.

Q.
폐렴도 백신이 있나요?

A.
정확하게는 폐렴 백신은 아니고, 폐렴구균에 대한 예방접종입니다. 지역사회 획득 폐렴의 가장 흔한 원인균인 폐렴구균으로, 국내에서는 대략 30~60% 정도 차지할 정도로 흔한 균입니다.

Q.

코로나 백신, 독감 백신, 폐렴 백신. 비슷한 시기에 함께 접종해도 괜찮을까요?

A.

동시에 접종할 경우 제일 흔한 부작용은 아픈 겁니다. 또, 부작용이 있을 경우 어떤 백신에 의해 부작용이 생겼는지 알 수 없으므로 주의가 필요합니다. 백신은 생백신과 사백신으로 나눌 수 있는데, 생백신이 아닌 사백신끼리는 동시에 맞는 게 가능합니다.

S' Doctor Says

독감과 폐렴, 가장 좋은 것은 사전 예방입니다.

날씨가 쌀쌀하고 건조해지면 콧속이 마르면서 외부 바이러스나 세균을 걸러주는 섬모의 기능이 떨어져 독감이나 폐렴에 걸리는 분들이 많습니다. 하지만 두 질환은 모두 호흡기 질환이므로 올바른 마스크 착용만으로도 최소한의 예방이 가능합니다. 단, 코까지 모두 밀착해 착용해야 하고, 마스크 안쪽 면이 오염됐거나 땀으로 축축해졌다면 바로 교체해야 합니다. 밤에는 창문을 꼭 닫고 자고, 따뜻한 물을 많이 마셔 호흡기가 건조해지지 않게 하는 것도 효과가 있습니다. 예방 백신 역시 효과가 있는 만큼 접종 시기를 놓치지 않는 것도 중요합니다. 원인도 증상도 다른 독감과 폐렴. 간단한 수칙과 백신으로 사전 예방하시기 바랍니다.

▶ TV홈닥터 더 나은 클리닉 '같은 듯 다른 치료, 감기 vs 폐렴' 편 방송 이야기가 궁금하다면?

멈추지 않는 기침,
숨은 원인을 찾아라!

만성 기침 chronic cough

— 이성원 —

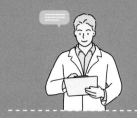

보통 기침은 감기와 함께 동반되는데요. 2~3주 지나면 서서히 좋아집니다.

하지만 감기로 인한 기침인 줄 알았는데, 한 달이 지나도 멈추지 않는 경우가 있죠. 그렇다면 다른 질환에 의한 것은 아닌지 확인해봐야 합니다.

개인의 일상생활이나 사회활동에 현격한 지장을 주고, 20% 이상은 그 원인을 명확히 알 수 없는 만성 기침. 대처 방법을 알아봅니다.

Q.

'만성 기침'의 기준은 무엇인가요?

A.

특별한 원인 없이 8주 이상 계속되는 기침은 흔하지 않은데, 대부분 질병과 관계가 있습니다. 물론 원인을 찾을 수 없는 특발성 기침도 있지만, 기침이 8주 이상 지속이 된다면 원인 질환을 발견하기 위해 반드시 병원 진료를 봐야 합니다.

만성 기침 기준	
15세 미만	4주 이상 기침이 계속되는 경우
성인	3주 정도 계속되는 경우: 급성 기침 3~8주 정도 계속되는 경우: 아급성 기침 8주 이상 계속되는 경우: 만성 기침

Q.

일반적으로 기침이 나오는 이유는 무엇인가요?

A.

기침은 우리 몸의 중요한 방어 작용 중 하나입니다. 기도에 이물질이 들어가거나 기도에 분비물 등이 흡인되었을 때 기도 확보를 위해, 흡입된 물질을 소리와 함께 기도 밖으로 내보내는 하나의 현상(반사 작용)이라고 보시면 됩니다.

Q.

기침과 재채기는 어떻게 다른가요?

A.

흔히 기침과 재채기를 같은 것으로 생각하는 분들이 많은데, 서로 증상도 원인도 차이가 있습니다.

기침	재채기
▪ 목(기관지)의 문제 ▪ "콜록콜록" ▪ 목 혹은 폐와 기관지에 있는 이물질을 제거하기 위한 기도 반응	▪ 단순 코 신경의 문제 ▪ "에취" ▪ 먼지와 같은 외부 자극으로 인해 코점막이 자극을 받은 물질을 바깥으로 배출하려는 경련성 반사 운동 ▪ 주위의 온도가 갑자기 변하거나 화학적, 물리적 자극이나 밝은 빛, 외이도 자극, 알레르기 원인 항원 흡입 등 코의 점막을 자극하는 상황에서 발생
▪ 원인이 매우 다양하여 치료 방법도 다양: 기침을 유발하는 질환을 치료 ▪ 기침이 유발되는 부위나 폐 질환의 종류에 따라 기침 소리가 다름 ▪ 몇 주 내에 증상이 없어지지만 3주 이상 계속되는 경우 병원 진료 필요	▪ 특별한 검사가 필요 없지만, 알레르기 비염이 동반된 경우 피부 반응검사 진행 ▪ 코와 코점막 자극을 피하고 이물질이 있다면 제거 ▪ 비염이 동반된 경우 비강 점막의 염증 상태를 치료하면 증상이 나아짐
▪ 원인: 상기도 감염이나 하기도 감염	▪ 원인: 급성 비염, 알레르기 비염 등
▪ 목에 있는 성문이 닫혔다 열림	▪ 코 뒤의 공간인 비인강이 닫혔다 열림

Q.

만성 기침을 유발하는 원인, 어떤 것들이 있을까요?

A.

만성 기침을 유발하는 원인을 하나로 특정하기는 어렵습니다. 하지만 검사를 받은 뒤에도 원인이 밝혀지지 않는 특발성 만성 기침 외에는 원인별로 크게 상기도 기침 증후군, 호산구성 기도 질환, 역류성 식도 질환, 기타 폐 질환으로 나눌 수 있습니다.

① 상기도 기침 증후군: '후비루 증후군'으로 불리며, 상기도란 기도 중 상부 부분을 지칭하는 코, 비강, 인두, 부비동을 지칭합니다. 비염, 알레르기 비염, 부비동염(축농증) 등이 대표적입니다.

② 호산구성 기도 질환: 대표적으로 천식을 생각하시면 됩니다. 호흡곤란 없이 기침만 나는 기침 이형성 천식(Cough Variant Asthma: CVA), 기도와 같은 곳에 호산구가 침착하는 호산구성 기관지염(Non Asthmatic Eosionophilic Bronchitis: NAEB), 그리고 알레르기성 요인에 의해서 만성적으로 기침을 하는 아토피성 기침 등이 포함됩니다.

③ 역류성 식도 질환: 속쓰림이나 신물이 올라오는 증상으로 호소를 하는데, 식도 외 증상으로 식도와는 상관없이 기침이 나거나 쉰 목소리, 목의 이물감이나 인후 불편감을 호소하는 분들이 있습니다. 이런 상황에도 기침이 일어날 수 있습니다. 직접적으로 위산이 기관지를 자극하는 현상(식도기관지 반사)이나, 위산이 후두까지 역류(인후부역류)하는 것으로 인해 기침이 유발되는 겁니다.

④ 만성 폐쇄성 질환이나 감기와 같은 바이러스로 인한 질환: 특정 혈압약에 의해 만성적으로 기침이 유발되는 예도 있고, 코로나 바이러스 감염 이후 만성적인 '롱코비드 기침'을 호소하는 분들도 발생하고 있습니다.

Q.
만성 기침, 기침 외에 다른 증상이 또 있을까요?

A.
보통 8주 이상의 만성 기침이 유일한 증상일 수 있습니다. 다만, 상기도 기침 증후군의 경우에는 비염 증상, 천식은 호흡곤란, 폐암이나 폐결핵 등 폐 질환으로 인한 기침에는 객(피가 섞인 가래)이 동반될 수 있습니다.

Q.
만성 기침을 그냥 두면 어떻게 되나요?

A.
만성 기침은 두 달 이상 기침을 하는 거잖아요. 만성 기침이 계속되면 구토, 구역질, 흉통, 갈비뼈 골절, 요실금이나 변실금, 실신이나 탈진, 우울증 같은 합병증이 이어져 굉장히 불편하고 삶의 질이 떨어집니다. 무엇보다 질환에 의한 기침일 경우 부비동염이 만성 부비동염으로 진행될 수 있고, 만성 폐쇄성 폐 질환이나 폐결핵, 폐암의 경우 치료 시기를 놓쳐 증상이 악화할 수도 있습니다. 기침이 계속된다면 바로 병원을 찾아 진료를 받아보시기를 바랍니다.

Q.

치료는 원인에 따라 달라지겠네요.

A.

그렇습니다. 만성 기침은 증상은 길지만 빠른 치료가 굉장히 중요합니다. 적절한 치료는 만성 기침의 정확한 원인 감별에서 시작됩니다. 만성 기침의 원인에 따라 치료약과 치료 과정이 달라지기 때문인데요. 기침이 계속된다면 지체하지 말고 병원에 내원해서 검사받으시기를 권합니다.

S' Doctor Says

내 몸을 지켜내기 위한 아우성에 귀를 기울여주세요.

기침이 한 달 이상 계속된다면 단순한 감기가 아닐 수 있습니다. 역류성 식도염일 경우 "콜록콜록", "에취", 또는 마른기침을 하기도 하고, 기침할 때 숨을 쉬기 어렵거나 휘파람 소리가 난다면 폐 속까지 침투한 염증이 원인일 수 있습니다.

심한 기침은 "컹컹" 굵은 소리가 나오기도 하는데요. 바이러스에 의해 상부 기관지에 생긴 염증이 원인인 경우가 많습니다. 이처럼 기침은 내 몸을 지켜내기 위한 아우성일 수 있습니다. 기침 소리를 외면하지 말고 귀를 기울여주세요.

 TV홈닥터 더 나은 클리닉 '만성 기침' 편 방송 이야기가 궁금하다면?

악화와 호전을 반복하는 병

천식 asthma

— 이성원 —

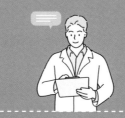

우리나라 국민의 10명 중 1명은 천식 환자라고 합니다.

천식 환자는 기침, 호흡곤란, 가슴 답답함, 천명음과 같은 전형적인 증상 외에도 비전형적인 증상을 보이기도 합니다. 특히 감기에 걸린 이후 천식이 악화하기도 하는데 감기로 오인할 수 있어 주의가 필요합니다.

증상 악화와 호전을 반복하는 만성질환 천식. 해마다 반복되는 고통에서 벗어날 수는 없을지, 그 방법을 알아봅니다.

Q.

감기와 천식, 어떻게 다른가요?

A.

'감기'는 바이러스에 의해서 코와 목 부분을 포함한 상부 호흡기 계통에 증상이 나타나는 감염증으로 재채기나 가래, 콧물, 코막힘이 나타나고 심할 경우 두통이나 인후통, 기침, 미열, 근육통이 동반될 수 있습니다.

'천식'은 폐로 연결되는 통로인 기관지에 알레르기 염증이 발생하는 질환으로, 만성적인 기도의 알레르기 염증으로 인해 기관지가 수축해 좁아져 숨이 차고 기침이 나게 됩니다. 기침을 한번 시작하면 발작적으로 하게 되고 밤에 더욱 심해집니다. 숨을 쉴 때마다 가슴에서 휘파람과 비슷한 색색거리는 소리(천명)가 나거나 가래가 동반될 수도 있습니다.

Q.

병원을 찾는 천식 환자가 많은가요?

A.

천식은 세계적으로 다양한 연령대의 사람들에게 나타나는 만성 호흡기 질환입니다. 현재 세계적으로 3억 명 이상의 천식 환자가 있는 것으로 알려져 있고, 우리나라 역시 성인 20명 중 1명, 어린이 7명 중 1명이 천식 치료를 받고 있을 정도로 흔한 질환입니다.

Q.
천식의 원인은 무엇인가요?

천식의 원인은 다양합니다. 가족력과 같은 유전적 요인도 있고, 꽃가루, 집먼지진드기, 반려동물 등 환경적 요인으로 인해 발생하거나 드물게는 특정 음식이나 약제, 운동 때문에 유발되기도 합니다.

A.
천식의 원인은 다음과 같습니다.

① 유전적 요인(부모 중 알레르기)

② 환경적 요인(어릴 때 원인 물질에 자주 노출)

③ 유전적 요인과 환경적 요인의 결합

원인 물질	집먼지진드기, 꽃가루, 곰팡이, 반려동물의 털이나 비듬, 바퀴벌레, 특정 음식물, 직업적 환경, 운동, 비만 등
악화 인자	기후 변화, 대기오염, 흡연, 상기도 감염(감기), 특정 약물(아스피린 등), 식품 첨가물, 스트레스 등

Q.

천식의 증상에는 어떤 것들이 있나요?

A.

천식의 증상은 여러 가지가 있습니다. 평소에는 증상이 없어 정상적인 생활이 가능하다가, 여러 가지 원인에 의해 갑작스럽게 증상이 악화할 수 있습니다. 이런 것을 일명 '천식 발작' 혹은 '천식의 급성 악화'라고 합니다.

천식의 여러 증상은 다음과 같습니다.

① 천명: 숨을 내쉴 때 '쌕쌕' 소리가 난다.

② 기침: 발작적 혹은 만성적이고 반복적인 기침이 오래간다.

③ 호흡곤란: 특히 운동할 때나 격렬하게 움직일 때 숨이 많이 차다.

④ 답답함: 목이나 가슴이 답답하다.

Q.

천식의 진단 기준은 무엇인가요?

A.

먼저 천식의 전형적인 증상(기침, 호흡곤란, 천명음)이 있는지를 확인합니다. 병력상 천식에 부합하는 증상이 있거나 의심이 되는 경우, 폐 기능 검사를 통해 천식을 판별할 수 있습니다. 하지만 담배 때문에 생기는 만성 폐쇄성 폐 질환도 천식과 비슷한 소견이 나타날 수 있고, 천식 증상이 경미하거나 증상이 없는 분들도 있습니다. 그러므로 폐 기능 검사만으로 천식을 진단하기는 어렵습니다. 기관지 유발검사, 유도 객담검사, 피부 반응검사, 혈중 특이면역 글로불린E검사 등을 통해 천식 여부를 확인해야 합니다. 필요할 경우 흉부 X-ray, 방사선 촬영 등 추가적인 검사를 통해 확인하고 천식을 진단하기도 합니다.

> ※ 기관지 유발검사: 기관지를 자극하는 약물이나 항원을 단계적으로 투여하여 기관지가 반응하는지 기도 과민성을 측정해 천식을 진단

Q.

천식의 치료 방법에는 어떤 것들이 있을까요?

🔧 천식의 악화 인자를 조절하는 환경요법은 필수입니다. 환경 관리만으로 효과적인 치료가 어려운 경우 면역요법을 사용하기도 하고, 증상이 심할 때는 천식조절제와 증상완화제를 병행하는 약물요법을 사용합니다.

A.

천식은 만성적이고 재발이 많은 질환입니다. 악화를 예방하고 삶의 질을 유지하기 위해 꾸준히 질병을 조절해야 하는데요. 천식의 치료를 위해서는 '환경요법'이 가장 중요합니다. 담배 연기, 찬 공기, 특정 약물 복용, 정신적 스트레스 등과 같은 원인 인자

와 악화 인자를 피하고 조절하는 것을 '환경요법'이라고 합니다. 알레르기 원인이 확실하지만 환경 관리만으로 효과적인 치료가 어려우면 면역요법치료를 시행하기도 합니다. 집먼지진드기나 꽃가루와 같은 특정 원인 인자일 경우에만 효과가 있는 요법으로, 원인 인자에 대한 감수성을 약화하는 치료법입니다. 보통 1년 이상 지속해야 효과가 나타나는데, 최소 3~5년 혹은 더 오랜 기간 치료해야 하는 사례도 있습니다. 증상이 심할수록 환경요법 외에 약물치료도 중요합니다. 천식 치료에 사용하는 약물로는 천식조절제와 증상완화제가 있습니다. 증상이 계속되는 경우, 천식조절제 없이 증상완화제만 사용하면 천식을 더욱 악화시키게 되므로 두 종류의 약물을 구분해 용법에 맞게 사용하는 것이 중요합니다. 반드시 의사의 진료를 통한 약물 상담이 필요하겠죠. 중증 천식 환자는 호흡곤란으로 위중한 상태로 발전할 수 있어, 반드시 입원치료가 필요합니다.

Q.

천식, 완치될 수 있을까요?

A.

천식은 한번에 치료되는 질환은 아닙니다. 그렇지만 천식에 대한 예후는 좋은 편으로 보고가 되고 있습니다. 특히 경증의 소아천식이라면, 어릴 때 천식을 진단받았을 경우 54% 정도의 환자가 10년 뒤에는 더는 천식으로 고생하지 않을 정도로 예후가 좋습니다. 빨리 발견해서 치료할수록 성인 천식으로 진행될 우려가 적어지는 겁니다. 하지만 성인 천식은 오랫동안 증상이 없다가도 특정한 유발 요인에 의해 다시 발생하는 경우가 많아 완치가 어렵습니다.

Q.

고혈압이나 당뇨처럼 꾸준히 관리하면 일상생활에 지장이 없을까요?

A.

그렇습니다. 천식은 단기간 치료로 완치되는 질환이 아니므로, 오랜 시간 꾸준히 관리해야 하는 질병입니다. 천식 환자는 병원에 자주 내원해서 본인의 상태를 주기적으로 진찰하고, 그에 따른 적절한 치료를 받는 것이 중요합니다.

S' Doctor Says

꾸준히, 오랫동안, 일상처럼 관리해야 합니다.

천식을 진단하고 잘 치료하면 증상이 좋아지기도 합니다. 때로는 치료 없이 증상이 저절로 좋아지는 사례도 있고요. 하지만 증상이 사라졌다고 해서, 천식이 사라졌다거나 완치된 것은 아닙니다. 겉으로 드러나지 않을 때도 천식 염증은 조금씩 기관지를 병들게 할 수 있습니다. 금연, 건강한 식생활, 면역력 관리와 같은 생활 속 습관을 통해 꾸준히 관리해주시기 바랍니다.

 TV홈닥터 더 나은 클리닉 '천식의 관리' 편 방송 이야기가 궁금하다면?

OECD 발병률 1위, 감염자 90%가 모르는 이유는?

결핵 tuberculosis

— 강민규 —

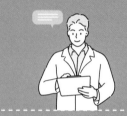

에이즈, 말라리아와 함께 세계보건기구(WHO)가 정한 3대 집중 관리 질환인 '결핵'. 개발도상국에서 많이 발생하는 감염 질환으로 알려졌지만 38개 경제협력개발기구(OECD) 회원국 가운데 우리나라는 '발병률 1위, 사망률 3위'라는 오명을 안고 있습니다.

감기와 같은 기타 질환과 구분이 어려워 초기에 발견하기 어려운 결핵에 대해 정확히 알고 대처해봅시다.

Q.

국내 결핵 환자 발병률은 어느 정도나 되나요?

A.

생각보다 높습니다. 우리나라 전체 결핵 환자 수는 2022년 2만 383명으로, 26년째 'OECD 국가 결핵 발생률 1위'라는 오명에서 벗어나지 못하고 있습니다. 2021년 결핵으로 인한 국내 사망자 수는 1천 430명으로 감염병 중 코로나19 다음으로 많았습니다. 한국의 결핵 사망률 역시 인구 10만 명당 3.8명으로 콜롬비아, 리투아니아에 이어 3번째로 높습니다.

Q.

결핵은 어떤 병인가요?

A.

한마디로 '마이코박테리움 튜버클로시스 콤플렉스(mycobacterium tuberculosis complex)'라는 세균에 의해 발생하는 감염병입니다. 결핵균은 주로 폐에 감염(폐결핵)을 일으키지만 신장이나 신경, 흉막, 장, 뇌, 뼈 등 우리 몸속 대부분의 조직이나 장기에 침범해 병을 일으킬 수 있습니다.

Q.

결핵은 어떻게 전염이 되나요?

📝 결핵 환자의 기침이나 비말(침방울)을 통해 감염됩니다.

A.

보통 공기를 통해 전파됩니다. 결핵은 주로 활동성 결핵 환자에게서 나온, 결핵균이 포함된 미세한 침방울에 의해 감염됩니다. 결핵 환자가 대화하거나 기침을 할 때 결핵균이 포함된 미세한 가래, 침방울이 공기 중에 떠다니게 되는데, 그렇게 떠다니는 결핵균을 다른 사람이 호흡을 통해 들이마시게 되면 폐 안으로 들어가게 되고 폐 안으로 들어간 결핵균이 몸 안에 자리를 잡아서 결핵에 걸리는 겁니다. 하지만 감염이 되었다고 해서 모두 활동성 결핵으로 발병하는 것은 아닙니다. 감염된 사람의 약 10% 정도가 활성화된 '활성 결핵 환자'가 되고, 90%는 체내의 면역계에 의해 결핵균이 억제되고 있는 '잠복 결핵 감염' 상태가 됩니다.

Q.

'잠복 결핵'이라면 잠복기가 있다는 건가요?

📝 몸속에 침입한 잠복 결핵, 언제 발병할지 모르는 화산과 같습니다.

A.

맞습니다. '잠복 결핵'은 공기를 통해 몸속에 들어와 몸 안에 결핵균이 존재하긴 하지만 우리 몸의 면역력이 억누르고 있어 활성화되지 못한 상태(병을 일으키지 못한 상태)를 말합니다. 말 그대로 잠복 상태이기 때문에 나이가 들거나 다른 질환이 생겨 면역력이 약해지면 언제든지 활동성 결핵으로 발전돼 증상이 발현되는 것뿐 아니라, 공기를 통해 주위 사람들에게 전파될 수 있게 됩니다. 꾸준히 관리해줘야 하는 이유이고, 잠복 결핵의 무서운 점입니다. 보통 잠복 결핵 감염자의 10%가 활동성 결핵으로 발전할 수 있는데, 그 가운데 5%가 감염 후 2년 내 발병할 수 있습니다.

Q.

결핵과 코로나19의 차이는 무엇인가요?

A.

다음과 같은 차이가 있습니다.
① 코로나19는 바이러스에 의해, 결핵은 세균에 의해 발생
② 코로나19는 치료제 없이 자가면역치료가 가능하지만, 결핵은 치료제를 복용하지 않으면 완치 불가능

Q.

결핵도 자가격리 대상인가요?

A.

그렇습니다. 결핵 환자는 전염성이 소실될 때까지 격리해야 합니다.

① 최소 2주간 격리(2주 이상 결핵약 복용 후, 항산균 도말검사에서 3회 이상 음성이 나오면 격리 해제)

② 경증은 재택 격리

③ 중증은 병원 음압 병실에 입원 격리

Q.

결핵의 증상은 무엇인가요?

📝 **결핵의 흔한 증상은 지속적인 기침과 객혈, 객담입니다.**

A.

결핵의 가장 흔하고 유명한 증상은 지속적인 기침입니다. 보통 일반적인 감기로 1주 이상 기침하는 경우는 흔치 않습니다. 아직까진 결핵 환자의 비율이 높고 잠복 결핵 가능성도 있어, 2주 이상 기침이 계속된다면 반드시 의사와 상담하시기 바랍니다. 그 밖에 결핵의 특징적인 증상이라면 객혈, 혈담(피가 섞인 가래)이 있습니다. 전신 증상으로는 체중이 줄거나 발열, 야간 발한, 식욕부진, 무기력함 등이 나타나기도 합니다.

Q.

결핵을 진단하는 방법으로는 어떤 것들이 있나요?

A.

다음과 같은 방법으로 진단합니다.

① 항산균 도말검사: 객담(가래) 채취검사, 결핵균 존재 여부 확인, 전염성 여부 확인

② PCR 검사: 배양검사를 통한 결핵균 확인

③ 흉부 CT, 기관지 내시경

Q.

결핵의 치료는 주로 어떻게 이뤄지나요?

A.

기본적으로 결핵을 치료하려면 최소 6개월 이상 '항결핵약제'를 복용해야 합니다. 폐가 녹아서 구멍이 생기거나(공동을 형성한 폐결핵), 항생제에 내성이 있는 '항결핵제 내성 결핵'인 경우에는 치료 기간이 더 길어질 수 있습니다.

Q.

결핵을 앓고 난 후 후유증이나 합병증은 없을까요?

A.

치료를 얼마나 빨리하느냐에 따라 달라집니다. 잠복 결핵이거나 폐결핵은 초기에 빠르게 치료를 받는다면 크게 걱정하지 않으셔도 됩니다. 하지만 이미 결핵에 의해 폐가 손상되었다면 치료도 어렵고, 치료하더라도 폐 기능이 정상으로 돌아오기는 어렵습니다. 모든 질병이 마찬가지겠지만 결핵은 특히 예방과 초기 치료가 중요합니다.

S' Doctor Says

초기 대응이 중요한 결핵, 감기이겠거니 넘기지 마세요.

아기들이 태어나 가장 먼저 맞는 주사가 결핵에 대한 저항력을 키우는 BCG 백신입니다. 정상 면역 능력을 가진 소아나 청소년은 결핵이 발생할 위험률이 5~10%로 결핵 감염이 결핵으로 진행될 위험이 낮지만, 5세 미만 소아는 평생 위험률 40~50% 정도로 결핵 위험이 크기 때문입니다. 성인도 결핵에 걸릴 경우 뇌졸중이나 심혈관 질환 같은 합병증 발생률이 높아질 수 있습니다. 모든 병이 그렇겠지만 조기 발견, 조기 치료가 중요합니다.

 TV홈닥터 더 나은 클리닉 '여전히 발병률 높은 결핵' 편 방송 이야기가 궁금하다면?

생활 습관성 질환?

지방간 fatty liver

— 유태선 —

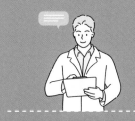

"♪ 간 때문이야, 피곤은 간 때문이야 ♪"

내가 이토록 피곤한 이유! 정말 간 때문일까요? 간이 제 기능을 하지 못하면 체내에 독소가 쌓여 피로감을 느끼고 각종 질병에 걸리기 때문에 '피로는 간 때문이야'라는 말이 생겨난 것이죠.

특히 지방간은 우리나라 성인 10명 중 3명이 앓고 있는 생활 습관성 질환인데요. 과연 정상간과 지방간의 차이점은 무엇인지, 피로한 간을 회복시킬 방법은 없는지 알아봅니다.

Q.

'지방간'이 되면 어떤 변화가 생기나요?

A.

먼저 '지방간'이란 간세포 속에 지방이 축적된 상태로 정상간 비율 5% 범위를 넘어선 단계를 말하는데요. 보통 증상이 없어서 몸의 변화도 별로 없습니다. 다만 체중이 늘거나 지방간 정도가 심하여 간 손상이나 섬유화를 동반한 지방간염이나 간경화로 진행한다면 식욕부진, 체중 감소, 피로, 전신 쇠약, 근육통 등의 변화가 생길 수 있습니다.

Q.

지방간은 과도한 음주가 원인일까요?

🪧 간은 알코올 분해에 가장 중요한 장기입니다.

A.

'간'은 알코올, 즉 에탄올이 대사가 되는 장기입니다. 에탄올은 간에서 지방 합성을 촉진하고 저장된 영양분을 소모합니다. WHO 기준으로 적정 음주 알코올의 양은 남성 기준 하루 40g 미만, 여성은 하루 20g 미만으로 섭취하도록 권고하고 있습니다. 그 이상 과음을 하는 사람들의 추적 관찰 결과, 알코올 지방간이 있는 비율은 80% 정도로 조사되었습니다.

WHO 저위험 음주 기준	
남성	1일 40g (소주 4잔)
여성	1일 20g (소주 2잔)

Q.

술을 먹지 않아도 지방간이 생기는 원인은 무엇인가요?

A.

술과 관련 없는 지방간을 '비알코올성 지방간'이라고 하는데
요. 원인은 다양합니다. 예를 들어 비만이나 당뇨, 고지혈증이나
대사증후군 같은 생활 습관 질환이 연결돼 있기도 하고요. 갑상
선 기능 저하증이라든지 다낭성 난소 증후군이나 수면 무호흡증
과 같은 질병과도 연관이 있을 수 있습니다.

Q.

지방간의 대표적인 증상은 무엇인가요?

A.

지방간으로 진단받은 사람의 대다수는 무증상입니다. 어느 정도 모호한 우상복부(오른쪽 윗배) 통증이나 소화불량 등 위장관과 관련된 비특이적인 증상은 동반될 수 있겠으나, 특징적인 몸의 변화를 겉으로 일으키지는 않습니다. 하지만 지방간에서 만성질환(지방간염, 간경변)으로 진행됐을 때는 눈에 띄는 증상이 나타나는데요. 간염은 황달, 피로, 발열, 상복부 불편감, 복부팽만, 어지럼증 같은 증상이 있을 수 있습니다. 좀 더 진행하면, 쉽게 말해 섬유가 손상을 많이 받아 딱딱해지는 '간경변'이 되면 복수나 간성혼수라고 해서 뇌에 영향을 미친다든지 위장관 계통의 출혈, 하지 부종도 발생할 수 있습니다.

간 질환 대표 증상	
간염	황달, 피로, 발열, 상복부 불편감, 복부팽만, 어지럼증 등
간경화 (간경변)	복수, 간성혼수, 장출혈, 하지 부종 등

Q.

간 수치는 어떻게 검사하나요?

혈액검사와 단백질 합성, 아미노산 형성 등 지표로 확인할 수 있습니다.

A.

　먼저 피검사로 알 수 있는데요. 혈액검사에서 간 손상을 나타내는 효소지표인 'AST(Aspartate Transaminase)'나 'ALT(Alanine Aminotransferase)'라는 게 있습니다. 대개 수치가 40~45 정도면 정상 수치인데, 그 이상으로 높으면 손상이 있다는 것을 나타냅니다. 그 외에도 보조적인 기능을 나타내는 것으로는, 간이 영양분을 저장하는 기능을 하므로 단백질 합성과 아미노산 형성 등의 지표로 간의 기능 능력을 평가할 수 있습니다.

Q.

　복부 초음파로 지방간 확인 가능한가요?

A.

　영상학적인 검사인 복부 초음파, CT, MRI가 간의 지방량 평가에 도움이 될 수 있습니다. 그 밖에 지방간에서 지방간염 또는 간 섬유화로 진행된 것이 의심될 때는 간 조직검사를 고려합니다. 현재까지 간 생검 조직검사가 가장 정확하고 직접적인 검사입니다.

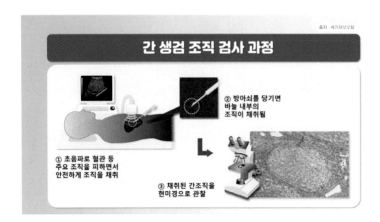

간 생검 조직 검사 과정

① 초음파로 혈관 등
주요 조직을 피하면서
안전하게 조직을 채취

② 방아쇠를 당기면
바늘 내부의
조직이 채취됨

③ 채취된 간조직을
현미경으로 관찰

Q.
지방간의 치료 방법은 무엇인가요?

A.
다음과 같은 방식으로 치료합니다.
① 식이요법과 운동요법 등 생활 습관 개선
② 정기적 추적검사와 관리
③ 간염, 간경변 진행 시 연관 합병증 관리
④ 간암 진행 시 간 이식

지방간에 좋은 식습관
① 음주 자제
② 총 에너지 섭취량 감소
③ 충분한 수분 섭취
④ 저탄수화물, 저과당

Q.

건강보조식품, 도움이 될까요?

A.

약물을 통한 지방간 질환의 치료 시도는 계속 이루어지고 있습니다. 예를 들어 고용량의 비타민E와 같은 항산화제, 당뇨약과 같은 인슐린 저항제 개선 약물, 고지혈증약과 오메가3와 같은 지질강하약제, 간보호제, 유산균, 그 외 밀크씨슬이라든지 식품 추출물이라든지 많이 있지만 이것들은 지방간을 직접적으로 호전시키는 것이 아니고 위험 인자를 조절하는 수준으로 한정되어 있습니다. 그러므로 건강보조식품을 통해 지방간을 직접적으로 줄일 수 있을 것이라는 기대는 하지 않는 것이 좋겠습니다.

S' Doctor Says

바른 생활 습관이 건강의 지름길입니다.

지방간 예방을 위해서는 건강한 생활 습관을 유지하려는 노력이 가장 중요합니다. 적절한 체중 유지, 운동, 식이습관 개선, 음주 자제 등입니다. 이런 당연한 생활 습관이 우리 몸을 건강하게 만들어준다는 것을 잊지 마시기 바랍니다.

 TV홈닥터 더 나은 클리닉 '지방간' 편 방송 이야기가 궁금하다면?

침묵의 장기, 간을 둘러싼 질병

간염 hepatitis

— 유태선 —

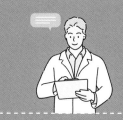

'간은 침묵의 장기'라는 말이 있을 정도로, 간에 이상이 생겨도 초기에는 증상이 나타나지 않아 치료 시기를 놓치는 경우가 많습니다.

A형, B형, C형 간염? 누구나 들어봤지만 어떤 질환인지, 증상이 무엇인지 모르는 경우도 많습니다. 간염의 종류와 특징을 살펴보고 예방법과 치료법에 대해 자세히 알아봅니다.

Q.
'간염'은 어떤 질병인가요?

A.
'간염'은 간에 생긴 염증으로 인해 간세포가 손상된 상태를 말합니다. 종류도 다양한데요. 유형에 따라 간 내적인 원인과 간 외적인 원인으로 나눌 수 있고, 원인에 따라 바이러스성과 비 바이러스성으로 나눌 수도 있습니다. 이 중 '바이러스성'은 A, B, C, D, E형의 감염으로 나타나고, '비 바이러스성'은 알코올, 약물, 지방간, 허혈성, 독성, 종양, 결핵의 원인으로 구분합니다. 우리나라에서는 주로 A, B, C형 간염이 흔하게 발생합니다.

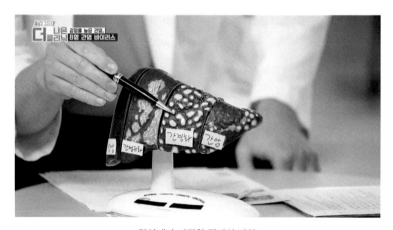

간염에서 시작한 질병의 변화

Q.
바이러스성 간염의 급성과 만성 기준은 무엇이며, 차이점은 무엇인가요?

A.

급성 간염 이후 6개월 이상 바이러스 항원이 남아 있는 상태를 '만성 간염'으로 지칭합니다. '급성'은 전신 쇠약, 식욕부진, 구역·구토, 피로, 두통, 근육통, 발열 및 황달 같은 급성 증상이 일어나게 되고요. '만성'은 보균된 상태에서 비활동성으로 있다가 활동기에 급성기와 같은 증상을 유발하는 것을 말합니다. 만성은 장기적으로 간암, 간경변이 발생할 수 있는 위험 인자가 되기도 합니다.

급성 간염	만성 간염
① 6개월 이내 치료	① 6개월 이상 지속
② 환자 90% 이상 정상 회복	② 간염, 간경변, 간암 위험 인자

※ 간경변: 간이 굳어지면서 오그라드는 병

Q.

간염의 원인과 경로는 무엇인가요?

A.

간염의 원인과 경로는 다음과 같습니다.

간염의 원인과 경로			
병명	A형 간염	B형 간염	C형 간염
원인	A형 바이러스	B형 바이러스	C형 바이러스
감염 경로	오염된 물, 음식, 환자 직접 접촉, 혈액	오염된 혈액 수혈, 오염된 주사기 사용, 성적 접촉	바이러스에 오염된 혈액, 오염된 주사기 등

Q.

'보균자'와 '감염 환자'의 차이는 무엇인가요?

A.

일반적으로 '보균자'는 비활성 상태로 균만 체내에 존재하는 상태를 의미합니다. '감염 환자'는 바이러스의 활성 상태를 의미하고요. 간의 괴사성 염증이나 섬유화를 유발하고 황달, 피로, 전신 쇠약 등 증세를 유발하기도 합니다. 더 진행하면 간경변, 간암을 일으키기도 합니다.

Q.

내가 B형 간염 보유자인지 어떻게 확인할 수 있을까요?

A.

혈액검사를 통해 B형 간염의 항원을 검출함으로써 B형 간염 보유자인지 알 수 있습니다. 보균이 된 상태에서의 증식과 활성 여부도 혈액검사로 확인할 수 있습니다.

Q.

B형 간염 바이러스 보유자, 정기검진이 필요한가요?

🖋 B형 간염 보균자는 국가건강검진에 등록이 되면, 6개월에 한 번 검진하게 되어 있습니다.

A.

꼭 필요합니다. B형 간염 바이러스의 증식을 조기 발견해 염증을 완화하고, 섬유화를 방지하여 간경변증과 간세포암의 발생을 예방하기 위해서입니다. 궁극적으로는 간질환에 의한 사망률을 낮추고 생존율을 높이기 위해서인데요. 참고로 B형 간염 보균자는 국가건강검진에 등록되면 6개월에 한 번씩 혈액검사와 간초음파를 하게 되어 있습니다.

Q.

B형 간염(보균자) 환자가 간암 발생률이 더 높은가요?

A.

국민건강보험공단의 진료데이터(2021)를 확인하면, 간암 전체 진료 인원이 2017년에는 6만 명, 2021년에는 6만 5천 명 정도로 약 9% 정도 증가했고 연간 2.2% 정도의 증가세를 보이고 있습니다. 간암 진료를 받은 사람 중 70%가 B형 간염 보균자인데요. 우리나라 한 대학병원에서 실시한 조사에 따르면, 40세 미만의 B형 간염 보균자를 분석한 결과 평균 3.5년 동안 1.1%에서 간암이 발생한다고 되어 있습니다. 즉, 100명 중 1명에게 간암이 발생하는 것입니다.

Q.

A, B, C형 간염 각각의 증상이 다른가요?

A.

증상으로 간염의 종류를 구분하기는 어려운데요. 다만 'A형 간염'은 주로 급성이 대부분이고 구강으로 들어오기 때문에 구토와 설사 같은 위장관 계통 증상을 일으키는 경우가 흔하며, 시간이 지나면 호전되는 경향을 보입니다. 'B형 간염'은 급성, 만성 모두 있을 수 있고 국내 간경화와 간암의 가장 흔한 원인입니다. 'C형 간염'은 감염 경로가 제한적이고 급성기 증상이 없는 경우가 80% 이상이라 잘 모르고 지나가기도 합니다. 그래서 대부분 만성 간염 형태로 확인되며, 자연 회복은 드물고, 간 손상이 계속돼 간경변증과 간세포암을 초래할 수 있습니다.

Q.

그렇다면 A, B, C형 간염 치료법도 다른가요?

A.

'A형 간염'은 대개 만성으로 가지 않고, 보존적인 치료를 통해 자연 소실되는 경우가 대부분입니다. 'B형 간염'은 치료 시기에 맞춰 경구용 항바이러스제를 통해 완치에 가깝게 치료가 되지만, 대부분 약을 평생 먹어야 합니다. 'C형 간염'은 예전에는 치료가 거의 불가능했지만, 요즘은 경구용 항바이러스제를 통해 8~12주에 걸쳐 95% 정도 치료가 되는 것으로 파악하고 있습니다. 하지만 치료 비용이 적게는 3천만 원에서 1억 원 가까이 발생합니다.

A형 간염	B형 간염	C형 간염
휴식, 수분 공급 등 보존적 치료로 저절로 회복	바이러스 증식 억제, 경구용 항바이러스제 사용	바이러스 증식 억제, 경구용 항바이러스제 사용 (치료제 사용 소수에 불과)

Q.

예방 백신이 있는 간염이 있나요?

A.

네. 'A형 간염'은 '면역글로불린'을 통한 수동면역과 사백신을 통한 능동면역이 모두 가능합니다. 소아의 경우, 12~36개월에 6개월 간격으로 2회 맞게 되어 있고요. 성인은 19~39세에 항체가 없는 경우 6개월 간격으로 2회 맞게 되어 있습니다. 'B형 간염'은 태어나서 0개월, 1개월, 6개월 간격으로 3회 맞고, 성인은 19~39세에 항체가 없는 경우 3회 맞게 되어 있습니다. 'C형 간염'은 현재 백신은 없고, 개발 전망도 불투명한 상황입니다.

※ 면역글로불린: 항원의 자극 때문에 면역 반응으로 만들어지는 당단백질 분자로써, 주로 혈액 내에서 특정한 항원과 특이적으로 결합하여 항원-항체 반응을 일으킨다.

S' Doctor Says

꼭 기억하세요!

간염을 막기 위한 생활 속 실천법, 어렵지 않습니다. 이것만 꼭 기억하세요! 손 씻기 및 위생 관리에 신경 쓰고, 적극적으로 백신 접종에 임하는 것입니다. 또한 간에 이상이 생긴 경우 조기 진단 및 치료할 수 있도록 건강검진 날짜를 달력에 꼭 표시해주세요!

 TV홈닥터 더 나은 클리닉 '간염' 편 방송 이야기가 궁금하다면?

여름철 야외 감염병

중증 열성 혈소판 감소 증후군SFTS,
쯔쯔가무시병 scrub typhus

— 이성원 —

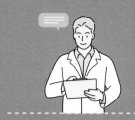

"최근 기온이 오르고 야외 활동이 늘면서 진드기를 통한 감염병이 잇따르고 있습니다. 특히, 일부 진드기 감염병의 경우 5명 중 1명 정도가 사망하는 것으로 나타나 보건당국이 각별한 주의를 당부하고 있습니다." 이러한 뉴스, 접한 적 있으시지요?

여기에서 말하는 '일부 진드기 감염병'에 해당하는 것이 바로, '중증 열성 혈소판 감소 증후군(SFTS)'과 '쯔쯔가무시병'인데요. 해마다 환자 수가 증가하고 있고 치명률이 높아, 주의 깊게 알아두고 조심해야 할 무서운 감염병입니다.

Q.

'중증 열성 혈소판 감소 증후군', 어떤 질병인가요?

A.

중증 열성 혈소판 감소 증후군(Severe Fever with Thrombocytopenia Syndrome: SFTS)은 진드기를 통해 전파되는 바이러스에 감염됐을 경우 발생하는, 중증 열성 바이러스 질환입니다. 신종 전염병이고요. '작은소참진드기'에 물려서 감염됩니다.

작은소참진드기	① 분포: 아시아, 오세아니아 ② 형태: 약 2~3㎜ 크기에 갈색을 띰 ③ 서식: 수풀이나 나무가 우거진 곳에 서식

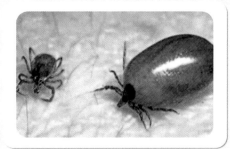

흡혈 전(좌) 흡혈 후(우)

왼쪽 사진은 정상적인 작은소참진드기, 오른쪽 사진은 흡혈한 이후에 몇 배로 커진 작은소참진드기를 보여주는 사진입니다. 주로 진드기는 수풀이 우거진 곳에 살다가 사람, 동물과 같은 부착 대상이 지나가면 몸에 붙어서 이동을 하게 됩니다. 작은소참진드기의 활동 시기가 5~8월입니다. 이 무렵 산이나 들판에서 야외 활동을 하게 되는 경우 특별히 주의하시기를 바랍니다.

Q.
SFTS 살인 진드기 감염 증상은 어떤가요?

A.
아래 사진은 진드기에 물린 상처를 보여주고 있습니다. 발진 형태이고, 국내 발생 시기는 보통 4~11월, 그중에서도 야외 활동이 많은 7~8월과 추석쯤 가장 많은 환자가 발생합니다. 잠복기는 1~2주 정도 되는데요. 이후에는 고열과 함께 식욕 저하, 구토, 설사, 복통 등의 소화기 계통 증상이 나타나게 됩니다. 좀 더 심하게 진행되면 두통, 근육통, 발진, 림프절이 붓는 증상도 나타나게 되고요. 경련, 혼수 등의 증상도 나타날 수 있습니다. 또한 혈소판과 백혈구 감소가 심하면 출혈이 멈추지 않을 수 있고요. 신장을 비롯한 다발성 장기 기능 부전으로 심할 경우는 사망까지 이를 수도 있습니다.

참진드기 상처 흔적

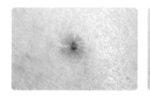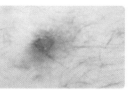

⊙ 잠복기 4~15일

⊙ 고열(38~40도), 피로감, 근육통, 소화기증상(오심, 구토, 설사 등)

Q.

진드기에 물린 즉시 응급처치가 필요한가요?

A.

네, 그렇습니다. 대부분은 일반 진드기입니다. 그러니까 모양만 봐서는 알 수가 없고, 물린 이후 증상에 따라 중증 열성 혈소판 감소 증후군 바이러스의 유무를 알 수 있습니다.

진드기에 물렸을 때는 가능한 한 빨리 몸에서 진드기를 떼어내는 것이 중요합니다. 감염 후 시간이 길어질수록 심각한 병증을 유발하므로, 야외 활동 후에는 바로 옷가지를 벗어 털어내고 샤워하면서 주의 깊게 살펴볼 필요가 있습니다. 진드기 매개 질환은 예방 백신이 없으므로, 발견 즉시 핀셋으로 떼어내고 상처를 비누와 물로 깨끗이 씻어낸 뒤, 알코올 솜으로 소독 후 병원을 찾는 것이 좋습니다.

Q.

감염 환자를 위한 치료 및 처치 방법은 어떻게 되나요?

A.

효과적인 치료제가 없으므로 대중치료, 즉 증상에 맞는 치료를 하게 됩니다. 고열이 날 경우는 해열제를 복용하거나 주사를 사용하고, 혈압이 낮을 경우는 수액 주사와 승압제 등을 고려할 수 있습니다. 중증일 경우에는 합병증 치료를 위해 중환자실에서 치료를 할 수 있습니다. 몇몇 보고에 따르면 중증인 경우는 스테로이드 주사치료를 하거나 면역글로불린 주사치료를 하거나 혈장교환술을 시행해서 호전된 예도 있습니다.

※ 면역글로불린: 혈청 성분 중 면역에 중요한 역할을 하고, 또 항체 작용을 하는 단백질의 총칭

Q.

'쯔쯔가무시병'은 어떤 질환인가요?

A.

'쯔쯔가무시병'은 진드기티푸스, 덤불티푸스, 초원열, 잡목열 등으로도 불리는 발열성 질환으로 '오리엔티아 쯔쯔가무시(Orientia tsutsugamushi)'에 의해 발생하는 감염성 질환입니다. 진드기의 유충에 물려서 발생하며 발열, 두통, 피부 발진이 나타나고 진드기가 달라붙은 부위에 '가피'가 관찰되는 것이 특징입니다.

※ 가피: 상처가 났을 때 피부 표면의 결손부에 생기며 썩은 부위에 괸 조직액, 혈액, 고름 등이 말라 굳은 것

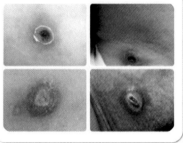

쯔쯔가무시증

털진드기 유충 피해 가피

잠복기 1~3주(9-18일)
가피, 근육통,
반점상 발진, 림프절증대 등

털진드기에 물린 부위에 생기는 가피

이렇게 물린 부위가 까맣게 변하면서 주위에 발작성 홍반이 나타나게 되는데, 이것이 쯔쯔가무시병 진단에 가장 중요한 소견입니다.

Q.

쯔쯔가무시병은 어떻게 감염이 되는 건가요?

A.

오리엔티아 쯔쯔가무시에 감염된 털진드기의 유충이 사람을 물면, 그 미생물이 혈액과 림프(액)를 통해 전신에 퍼져 발열과 혈관염을 유발합니다. 털진드기는 사람이 호흡하는 냄새를 인지하

여 피부에 달라붙은 후 흡혈할 준비를 하는데요. 주로 팔, 다리, 머리, 목 등 노출 부위 또는 사타구니, 목덜미, 겨드랑이, 엉덩이 등 습한 부위를 물어 흡혈합니다. 그리고 이때 진드기 유충의 몸 속에 있던 오리엔티아 쯔쯔가무시가 인체 내로 들어가 병을 일 으킵니다.

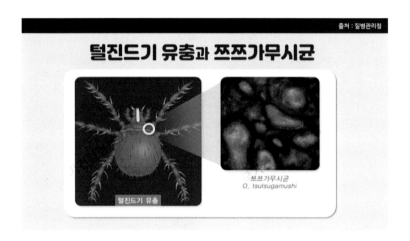

Q.
쯔쯔가무시병의 증상과 특징은 무엇인가요?

A.
쯔쯔가무시병의 잠복기는 일반적으로 1~3주입니다. 털진드기 유충에 물린 뒤 1~3주 후에 발열, 오한, 두통, 결막 충혈, 림프절 종대(림프절이 붓는 현상)의 증상이 나타나며, 발열과 함께 발진이 몸통과 사지에 나타납니다. 그리고 진드기에 물린 부위에 지름

5~20㎜가량의 가피가 형성되는데요. 이는 쯔쯔가무시병 진단에 있어서 가장 중요한 임상 소견입니다. 가피는 우리나라 쯔쯔가무시병 환자의 약 50~93%에서 관찰되며 팬티 속, 겨드랑이, 오금 등 피부가 겹치고 습한 부위에 자주 생깁니다. 배꼽, 귓바퀴 뒤, 항문 주위, 두피 등 찾기 어려운 곳에 숨어 있는 가피도 있으므로 철저한 신체검사가 필요합니다. 그 외에도 구역, 구토, 설사 등의 위장관 계통 증상이 동반될 수 있으며, 일부 환자에게는 폐 침윤이 생기고 호흡곤란이 동반되기도 합니다.

※ 침윤: 염증이나 악성 종양 따위가 번져 인접한 조직이나 세포에 침입하는 일

Q.
쯔쯔가무시병은 어떻게 치료하나요?

A.
쯔쯔가무시병은 치료제가 있습니다. 독시사이클린(doxycycline)이라는 항생제를 투여하면 증상이 호전됩니다. 하지만 임산부에게는 독시사이클린 투여를 추천하지 않으며, 아지쓰로마이신(azithromycin) 투여를 추천합니다.

Q.

진드기 매개 감염병, 예방 수칙이 있다면요?

A.

진드기 매개 질환은 예방이 최선의 치료입니다. 진드기와 접촉하지 않도록 풀밭에 앉거나 눕는 행위는 하지 마시고, 유행기에 숲이나 유행 지역에 가는 것을 피하는 것이 좋습니다. 불가피하게 방문할 시에는 긴소매의 옷을 꼭 착용하시기를 당부드립니다.

S' Doctor Says

물리지 않는 것이 최선입니다.

진드기가 가장 왕성하게 활동하는 5~8월의 잔디, 숲을 조심해야 합니다. 또한 진드기에 물리더라도 통증이 거의 없어 알지 못하는 경우가 많습니다. 야외 활동 후에는 옷가지를 벗어 털어내고, 샤워하면서 주의 깊게 살펴볼 필요가 있습니다.

▶ TV홈닥터 더 나은 클리닉 'SFTS & 쯔쯔가무시병' 편 방송 이야기가 궁금하다면?

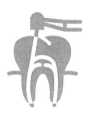

제 4 부

치과

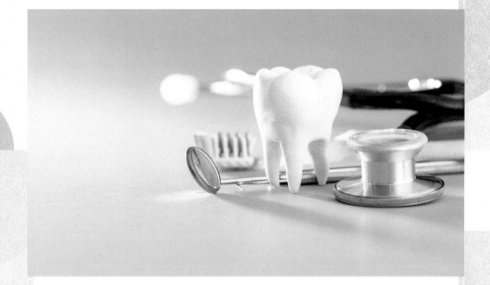

치아 건강을 흔드는 잇몸 염증

치주 질환 periodontal disease

― 장성현 ―

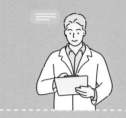

우리가 병원을 찾는 가장 많은 이유는 무엇 때문일까요? 감기보다 흔한 원인이 바로 치주 질환 '잇몸병'입니다.

한국인이 병원을 찾는 원인을 의미하는 다빈도 질병 조사(건강보험심사평가원, 2021년)에서 3년 연속 1위에 오른 외래 질환이 바로 치주 질환입니다. 치주 질환은 치아 상실의 주범이기 때문에 평상시 관심을 기울여야 합니다.

구강 건강의 기초인 잇몸 관리. 어떻게, 무엇부터 시작해야 할까요?

Q.

'치주 질환'은 무엇인가요?

A.

잇몸에 이상이 생기는 병 대부분을 잇몸병, '치주 질환'이라고 생각하시면 됩니다. 잇몸에 이상이 생기는 원인은 크게 두 가지로 나누어 생각할 수 있는데요. 첫 번째, 잇몸 주변부만 이상이 생기는 '치은염'과 두 번째, 치아 주변의 뼈까지 이상이 생기는 '치주염'으로 나누어 볼 수 있습니다. 잇몸병의 초기 단계인 치은염이 더 진행될 경우 치주염이 생긴다고 생각하시면 될 것 같습니다.

Q.

'치은염'과 '치주염'의 차이점은 무엇인가요?

A.

치은염은 잇몸 주변이 붓고 염증이 잇몸 연조직에 국한된 상태이며, 치은염에서 더 진행되면 치주염이 됩니다. 치주염은 염증이 심해져서 잇몸과 잇몸 뼈 주변까지 진행된 상태를 의미합니다.

Q.

치주 질환으로 나타나는 증상이 있나요?

A.

붓고, 시리고, 피가 나는 증상이 잇몸병의 대표적인 증상입니다. 하지만 치은염 단계의 잇몸병에서는 그 증상을 느끼기가 어렵습니다. 치은염에서 치주염으로 넘어가는 경우가 많은 것도 이 때문인데요. 잇몸이 약간 붓거나 빨갛게 변하는 정도가 치은염의 증상이고, 더 진행돼 치주염으로 넘어가게 되면 붓고, 시리고, 피가 나는 증상들이 발생하게 되는 것입니다. 더 심해진다면 치아가 흔들리고 음식물을 씹을 때 통증이 생기게 됩니다.

Q.

발병 원인은 무엇인가요?

A.

쉽게 설명하자면, 치아에 생기는 때가 청소가 잘 안된 경우 '치석'이라는 형태로 단단해지는 것이 원인입니다. 입속에 남은 음식물이 제대로 제거되지 않을 경우 치석이 발생합니다. 치석이 생기면 세균이 번식하기 쉬워지는데요. 세균에서 나온 독소 등으로 인해 주변 잇몸이 더 쉽게 손상되는 것이죠.

Q.

치은염, 치주염에 대한 진단은 어떻게 내려지나요?

A.

가장 기본적인 진단법은 눈으로 잇몸을 보면서 붓거나 빨갛게 변한 곳이 없는지 보는 것입니다. 하지만 보는 것만으로는 정확히 진단할 수 없으므로 보통 방사선(X-ray)으로 확인을 하는데요. 정기적으로 방사선검사를 진행하여 치아 주변 뼈인 치조골의 높이 등을 점검하고, 치아에 생긴 충치 등을 검사하는 것이 좋습니다. 방사선검사를 통해 잇몸 뼈가 안 좋은 부위들이 보인다면, 추가적으로 잇몸 깊이를 측정하기 위해 '치주낭탐침'이라는 검사를 시행합니다.

※ 치주낭탐침: 치주탐침을 이용해 치주낭의 깊이를 측정하여 골(骨) 소실과 잇몸 상태를 측정하는 검사 방법

Q.

치료는 어떻게 진행되나요?

A.

치주 질환의 치료법은 크게 3단계로 진행합니다. 가벼운 치은염의 경우는 스케일링을 통해서 대부분 좋아질 수 있습니다. 하지만 그보다 더 진행된 치주염의 경우에는 잇몸 뼈가 내려간 정

도에 따라 2단계인 '치근활택술', 3단계인 '치주소파술'까지도 진행하게 됩니다.

> ※ 치근활택술: 치근(齒根)의 변질된 손상 부위나 세균 등을 제거하고 치석과 이물질이 달라붙지 않도록 치아 표면을 매끄럽게 만들어주는 치료
> ※ 치주소파술: 치주낭의 손상 조직은 물론 치조골 부위의 염증성 결합 조직까지 제거하는 치료

Q.
치료 시기를 놓치면 어떻게 되나요?

A.
치주 질환의 무서운 점이 비가역적이라는 점입니다. 즉, 다시 돌아갈 수 없다는 것이죠. 한번 나빠진 잇몸 뼈는 다시 원래 상태로 돌릴 수가 없습니다. 때문에 더 나빠지기 전에 치료하는 것이 가장 중요합니다. 결국, 치주 질환 치료는 더 나빠지지 않게 유지하거나 혹은 나빠지는 속도를 늦추기 위한 치료라고 생각하시면 됩니다. 그런데 이런 치주 질환의 치료 시기를 놓치면 어떻게 될까요? 결국 치아를 뽑아야 합니다. 치아 문제로 이를 뽑는 것과 잇몸 뼈가 안 좋아서 이를 뽑는 것은 큰 차이가 있습니다. 이를 뽑은 후 다음 과정은 보통의 경우 임플란트를 식립하는 것인데요. 치주 질환으로 이를 뽑은 경우라면 예후도 조금 달라지고, 때에 따라서 뼈 이식을 동반하게 되어 비용이 더 발생하게 됩

니다.

Q.

특히 주의가 필요한 분들이 있나요?

A.

당뇨가 있는 경우라면 그 합병증으로 인해 치주 질환에 더 쉽게 노출되는 경우가 있습니다. 당뇨 환자분들은 더욱 주의하시고, 관리해주셔야 합니다. 정기검진을 통해 잇몸 뼈가 손상되기 전에 치료를 받는 것이 중요합니다.

Q.

스스로 할 수 있는 실천 사항, 올바른 칫솔질이 무엇보다 중요하겠는데요.

A.

기본적인 칫솔질은 '회전법'을 많이 사용합니다. 여기에서 중요한 것은 어떻게 회전하고 있는가입니다. 칫솔의 회전으로 생각하기 쉬운데요. 손목을 회전하는 칫솔질이라고 해서 '회전법'이라고 부릅니다. 치아와 잇몸 경계선에서 윗니는 아래로, 아랫니는 위로 쓸어올리듯이 닦는 방법이 칫솔질 회전법입니다. 그리고 가장 신경 써서 칫솔질해야 하는 부위가 있습니다. 바로 아랫니 안쪽인데요. 이 부분에 치석이 생겨서 오는 경우가 가장 흔합니다. 아무래도 치아 안쪽 부위가 칫솔질이 어렵기 때문인데요. 이때는 칫솔이 가로로 접근하기 어렵습니다. 칫솔을 세로로 세운 뒤 꼼꼼하게 칫솔질을 해주면 도움이 됩니다.

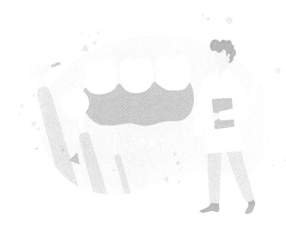

S' Doctor Says

잇몸 건강을 원한다면 청결한 입속 청소가 필요합니다.

여러분은 집 청소를 얼마나 자주 하시나요? 양치질, 치실, 구강청결제 사용 등을 이 청소라고 한다면 매일매일 어떻게, 얼마만큼의 청소를 할지는 개인의 몫입니다. 많은 것들이 잇몸 질환에 영향을 미치지만 결국 개개인이 어떻게 관리하느냐가 매우 중요한 요인이라는 것을 꼭 말씀드리고 싶습니다.

 TV홈닥터 더 나은 클리닉 '치주 질환' 편 방송 이야기가 궁금하다면?

겨울철 시린 치아!
이것이 원인일 수 있다?

치경부마모증 cervical abrasion

— 장성현 —

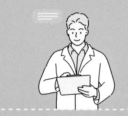

날씨가 추워지는 겨울철! 더욱 건강 관리가 요구되는 시기인데요. 우리의 구강도 겨울철 한파 대비가 필요하다는 사실, 알고 계시나요?

겨울철 구강 건강이 무너지는 대표적인 이유가 바로 바뀐 환경 때문인데요. 충치와 같은 치과 질환에 더 쉽게 노출될 수밖에 없는 변화에 주목해야 합니다.

겨울철 구강 건강은 무엇부터 실천해야 하는지, 어떻게 해야 치과 질환을 예방할 수 있는지 알아봅니다.

Q.

겨울철 치아 관리, 무엇이 문제가 될 수 있나요?

A.

겨울철이 되면 실내 생활이 많아지게 되는데 난방으로 인해 실내 공기가 건조해지는 경우가 많습니다. 더군다나 감기나 코막힘 등으로 구강호흡을 하는 분들도 증가하기 때문에 입안이 건조해지는 분들이 많아지게 되는데요. 이런 경우 '구강건조증'을 유발하고 심한 입 냄새가 생길 수 있습니다. 구강건조증으로 침샘 활동이 활발하지 않은 것이 문제가 되어, 충치에 노출될 위험도 증가하게 됩니다.

> ※ 구강건조증: 구강호흡 등의 원인으로 침 분비가 줄어들어 입안이 마르는 증상

Q.

구강건조증을 악화시키는 습관이 있나요?

A.

감기나 코막힘 등으로 구강호흡을 하는 것도 원인이지만, 더욱 근본적인 원인이 있습니다. 평소의 습관들이 문제가 되겠는데요. 흡연이나 음주, 커피, 약물 복용 등이 입안의 건조한 현상을 악화시킬 수 있으므로 주의가 필요합니다.

Q.

구강건조증을 예방하기 위해선 무엇이 중요한가요?

A.

겨울철 지속적으로 수분 섭취를 해주는 것이 좋습니다. 입안에 미스트를 분사해준다고 생각하시면 좋을 것 같습니다. 단, 이때 당분이 포함된 음료보다는 순수하게 물을 섭취하는 것이 더 도움이 됩니다.

Q.

겨울철 치아 관리를 위한 또 다른 주의 사항이 있나요?

A.

겨울철 많이 발생하는 것이 지나친 음주와 안주 섭취인데요. 지나친 음주는 몸의 면역력을 떨어뜨려 잇몸병이 발생하기 쉽게 합니다. 그보다 더 현실적인 것은 음주 후 양치질을 제대로 안 하고 잠들게 되는 경우입니다. 또한 안주로 많이 드시는 것 중 오징어, 땅콩, 육포 같은 딱딱한 음식이 있습니다. 이런 음식들을 많이 섭취하시게 되면 턱관절이 약한 분들은 조금 무리했다고 느낄 수 있고, 치아 자체에 지속적인 피로를 누적시키게 됩니다.

Q.

추위에 이를 악무는 습관은 어떤가요?

A.

갑작스레 추운 곳에 나가면 근육이 경직되는 현상이 일어나게 되는데 얼굴 근육도 마찬가지입니다. 이때 이를 악물게 되면 치아에 필요 이상의 힘이 가해져서 좋지 않은 영향을 주는데요. 대표적인 것이 턱관절 장애, 일명 '턱 디스크'를 초래할 수 있다는 점입니다. 겨울철에 외출하실 때 따뜻한 겉옷을 챙겨 입는 것처럼 마스크나 머플러 등을 활용해 얼굴에도 최소한의 보온을 하시는 것이 좋겠습니다.

Q.

겨울철 이가 시린 증상을 호소하는 분들이 많습니다. 시린 치아의 원인은 무엇인가요?

A.

겨울철 치아가 시린 증상으로 치과를 찾는 분들이 많은데요. 이 경우는 사실 날씨와는 큰 관계가 없습니다. 그럼 치아는 왜 시릴까요? 치아가 시린 이유는 두 가지 문제로 정리해볼 수 있습니다. 첫째, 치아의 목 부위가 파여서 치아의 안쪽이 노출되기 때문에 시린 경우입니다. 이것을 '치경부마모증'이라고 부릅니다. 둘째, 치아를 잡아주는 잇몸이 퇴행하거나 위축돼 치아의 뿌

리 부위가 노출되어 시리게 되는 경우입니다. 즉, 잇몸 질환에
의해 시린 증상이 생길 수 있다는 거죠.

Q.
'치경부마모증'은 어떤 원인으로 발생하나요?

A.
원인은 두 가지 정도로 이야기할 수 있는데요. 첫 번째로 딱딱
하고 질긴 음식을 많이 드시는 분들, 혹은 이갈이가 심하신 분들
에게 많이 나타나는 증상으로 치아의 목 부위가 지속적인 압축
과 이완으로 파절되어 떨어져 나가는 것입니다. 두 번째로는 잘
못된 양치질 습관인데요. 칫솔질할 때 위아래로 양치질을 하는
방법을 사용하지 않고 수평으로 치아를 닦는 경우 목 부위가 마
모될 수 있습니다. 대개는 잘못된 양치질 습관보다는 딱딱한 음
식이나 이갈이 습관 등으로 치과를 찾는 경우가 많다고 보시면
됩니다.

Q.
치경부마모증, 방치하면 어떻게 되나요?

A.

치경부마모증이 진행되어 크기와 깊이가 점점 더 커지고 깊어져서 치아 신경이 노출되는 경우도 종종 있습니다. 이런 경우 단순한 수복치료가 어렵고, 이를 뽑을 수도 있습니다. 또 치경부마모증이 계속 진행되면 치경부의 경조직 상실로 치아의 강도가 약해져 흔들리거나 부러지는 경우도 있습니다.

Q.

치경부마모증은 어떻게 치료하나요?

A.

치경부마모증이 경미한 경우, 결손 부위를 수복하는 치료를 하게 됩니다. 보통은 '레진'이나 'GI'라는 재료를 사용하게 되는데요. 심미적으로 우수하고 쉽게 탈락하지 않는다는 장점이 있어 레진치료를 선호하는 경향이 있습니다.

※ 레진(Resin filling): 치아를 때우는 치과용 수복 재료로, 보통 유기기질과 충진재로 가공된 복합레진 재료를 많이 사용
※ GI(Glass Ionomer cement): 불화규소산칼슘유리(calcium fluoroaluminosilicate glass) 분말과 폴리아크릴릭산 등의 용액을 혼합하여 만든 치과 수복 재료 중 하나

Q.

예방법은 무엇이 있나요?

A.

치경부마모증의 예방은 치아에 과도한 힘을 주지 않는 것입니다. 즉, 딱딱하거나 질긴 음식을 피하는 것이 중요하고요. 이 악물기나 이갈이 습관을 교정해야 합니다. 더불어 올바른 양치질로 평소 청결히 관리하는 것이 좋겠습니다.

S' Doctor Says

치아 관리는 평소 습관이 중요합니다.

건강 관리에 힘쓰고 있으면서 정작 치아 관리에는 소홀한 경우가 많은데요. 평소의 식습관과 올바른 칫솔질만으로도 여러 치과 질환을 예방할 수 있습니다. 사소한 것부터 꾸준히 실천하는 것이 건강한 치아를 유지하는 방법이라는 점 잊지 마세요.

 TV홈닥터 더 나은 클리닉 '겨울철 치아 관리와 치경부마모증' 편 방송 이야기가 궁금하다면?

턱에서 '딱딱' 소리와 함께
통증이 느껴지면

턱관절 장애 temporomandibular disorder

— 배태현 —

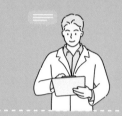

입을 벌릴 때 '딱딱' 소리가 나는 현상이나 턱관절의 통증을 경험해보신 적이 있나요? 이는 턱관절 기능에 문제가 생긴 '턱관절 장애'의 대표적인 증상입니다.

한자로 '악(顎: 턱 악)관절'이라 불리는 턱관절은 아래턱뼈와 머리뼈 사이의 관절 원판인 디스크를 중심으로 인대와 주위 근육 등의 근골격계로 이루어져 있는데요. '턱관절 장애'란 귀 앞부분의 턱관절에 생긴 문제를 말합니다.

음식을 씹고 삼키는 기능과, 말하는 기능에도 문제를 일으키는 턱관절 장애, 왜 발병하는 것이며, 어떻게 치료받아야 할까요?

Q.

'턱관절 장애'라고 하면 관절의 이상으로 생각돼 정형외과가 먼저 떠오르는데요. 치과에서 보는 진료인가요?

A.

치의학에서 치아를 중심으로 진료를 본다고 생각하시지만, '구강 악안면외과'라고 해서 턱과 얼굴 부위에 관련된 외과적 의료 서비스를 제공하는 전문의들이 있습니다.

Q.

턱관절의 장애는 왜 발생하는 걸까요?

> 외상, 저작 습관, 정신적인 스트레스 등이 원인이 되어 발생합니다.

A.

턱관절은 머리뼈의 관절 오목이라는 부분과 아래턱뼈의 하악과두, 그리고 그 사이의 디스크와 인대, 주위 근육으로 이루어져 있습니다. 우리가 음식을 씹거나 입을 벌리고 다물 때 이러한 뼈와 근육들이 작용하게 되는데요.

보통 우리 머리뼈는 고정되어 있고, 입을 벌릴 때는 아래턱뼈가 머리뼈의 관절오목이라는 부위를 넘어가게 됩니다. 넘어가는 작용을 할 때 원활하게 해주는 작용을 턱관절 디스크가 담당하는데요. 턱관절은 쉴 새 없이 움직이고 주변 인대나 근육에 의해지지가 되기 때문에 상대적으로 취약하고 아프기 쉬울 수밖에 없습니다.

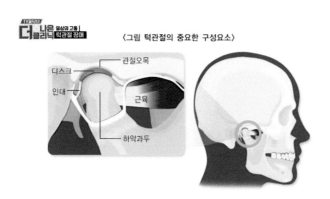

〈그림 턱관절의 중요한 구성요소〉

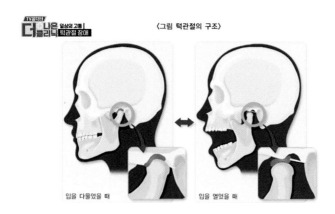

〈그림 턱관절의 구조〉

'턱관절 장애', '턱관절 질환'이란 그 주변의 저작근과 관련된 질환을 통틀어 말하는 것입니다. 원인으로는 갑자기 생긴 외부 충격으로 인한 외상, 잘못된 저작 습관, 정신적인 스트레스 등이 있습니다.

Q.

턱 빠짐 증상도 턱관절 장애로 보아야 할까요?

A.

턱이 빠져서 입이 다물어지지 않는 상태를 '턱관절 탈구'라고 합니다. 턱관절 주변 인대나 근육이 약한 분들이 과도하게 입을 벌렸을 때 빠지는 것인데요. 대부분 급성으로 일어나며 입을 다물 수 없고 통증이 느껴지는 증상이 발현됩니다.

> ※ 턱관절 탈구: 아래턱이 앞이나 옆으로 빠지는 질환

Q.

턱관절 장애를 유발하는 잘못된 습관에는 무엇이 있을까요?

A.

다음과 같은 습관이 문제가 됩니다.

① 이갈이
② 이 악물기
③ 한쪽으로만 씹기
④ 단단하고 질긴 음식 자주 섭취
⑤ 편측(한쪽 방향) 취침
⑥ 스마트폰 사용

Q.

턱관절과 스마트폰 사용은 어떤 연관이 있나요?

A.

　스마트폰 사용 자체의 문제라기보다 사용 습관에 주목해야 하는데요. 스마트폰을 사용할 때 거북목처럼 목을 빼고 있는 자세를 취하는 분들이 있습니다. 머리 무게가 아래로 집중되면서 목과 턱 주변에 무리가 가해지고, 턱 근육도 긴장되기 때문에 턱관절 장애로 이어질 수 있습니다.

Q.

턱관절 장애는 주로 어떤 증상으로 나타날까요?

A.

　다음과 같은 증상이 나타납니다.
① 입을 벌리거나 다물 때 딱딱 소리가 난다(초기 단계).
② 입이 평소보다 안 벌어지는 개구 제한이 있다.
③ 턱 통증이 발생한다.

Q.

턱관절 장애, 검사와 진단은 어떻게 이뤄지나요?

A.

방사선 사진(X-ray)을 통해 턱뼈 이상 유무를 확인하고요. 턱관절 부위, 저작근 부위 촉진 및 임상검사를 통해 종합 진단을 하게 됩니다.

Q.

치료는 어떻게 진행되나요?

A.

주로 다음과 같은 방법으로 치료합니다.

① 약물치료: 통증을 줄이고 근육 힘을 풀어주기 위한 진통소염제와 근육이완제 처방

② 물리치료: 턱관절 부위에 저주파와 레이저 자극치료, 온열 찜질 등

③ 교합안정장치(마우스피스): 이갈이, 이 악물기 등의 환자에게 주로 사용

④ 보톡스: 턱관절 주변에 주입하여 해당 부위 근육 긴장 이완 및 통증 감소

Q.

한번 생기면 재발하는 경우가 잦은가요?

A.

맞습니다. 치료 후 방심하고 잘못된 습관을 이어가시는 경우에 재발해서 오는 분들이 많습니다. 턱관절 질환을 유발하는 습관이나 행동을 하지 않는 것이 무엇보다 중요합니다. 딱딱하고 질긴 음식은 될 수 있으면 피하고, 하품할 때 입이 크게 벌어지지 않게 고개를 숙이는 등 생활 속에서 바른 습관을 이어나가는 것이 필요합니다.

턱관절 장애, 방심하면 자주 재발합니다.

모든 질환에 해당하는 사항이겠지만 턱관절 장애도 예방이 무엇보다 중요합니다. 생활 속의 잘못된 습관으로 유발되며, 방심하는 순간 재발하기 때문에 환자 스스로 경각심을 갖고 교정하려는 의지가 필요합니다.

▶ TV홈닥터 더 나은 클리닉 '턱관절 장애' 편 방송 이야기가 궁금하다면?

뽑을 것인가? 보존할 것인가?

사랑니 wisdom tooth

— 장성현 —

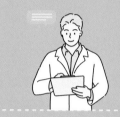

많은 치아 중에서도 유일하게 특별한 이름을 자랑하는 '사랑니'. 우리의 치아 중 가장 늦게 나와 지각생 치아라고도 하는데요.

사랑니가 나도 아무런 불편함 없이 지내는 분들도 있고요. 통증을 호소하는 분들도 있습니다.

사랑스러운 이름과는 달리 '지킬 것인가, 뽑을 것인가?' 커다란 고민을 안겨 주는 사랑니. 꼭 뽑아야 하는 것인지 알아봅니다.

Q.

우리의 치아 중에서도 사랑니만 이름이 특별한데요. '사랑니'란 무엇인가요?

A.

'사랑니'는 우리가 일반적으로 부르는 명칭이고요. 어금니를 전문용어로 '대구치(大臼齒)'라고 하는데요. 사랑니의 정확한 이름은 제3대구치, 세 번째로 큰 어금니라는 뜻입니다. 사랑니는 보통 위에 2개, 아래 2개가 존재하고요. 두 번째 어금니 뒤쪽에 위치합니다.

> ※ 대구치: 위턱과 아래턱의 양쪽에 있는, 가장 뒤쪽에 있는 치아

Q.

보통 사랑니가 나오는 시기는 언제인가요?

A.

사람마다 다르지만, 사랑니는 보통 17~21세 사이에 맹출(치아가 턱뼈에서 발생하여 기능하는 위치까지 이동하는 일련의 과정)됩니다. 보통 첫사랑을 시작하는 시기, 세상을 알아가게 되는 나이가 이쯤이라고 해서 '사랑니'라는 이름이 붙었다는 설이 있는데요. 나라마다 사랑니를 다르게 부르고 있습니다. 예를 들어, 미국에서는

위즈덤 티쓰(wisdom teeth: 현명한 이), 중국에서는 지치(智齒: 지혜를 아는 이), 프랑스어로는 돈 드 사제스(dent de sagesse: 분별을 할 수 있는 이), 일본어로는 오야시라즈(親知らず: 부모를 모르는 이, 유치가 없이 올라온 이)라고 부릅니다. 이렇게 나라마다 사랑니에 담긴 의미는 조금씩 다르지만, '17~21세 무렵에 나는 치아다'라는 의미가 담겨 있는 것은 비슷합니다.

Q.

사랑니도 치아의 기능을 하나요?

A.

올바르게 맹출이 된 사랑니는 제 기능을 합니다. 세 번째 어금니로서 음식을 씹는 기능을 담당하게 되는 거죠. 하지만 똑바로 난 치아가 아니거나, 혹은 위나 아래 중 한쪽만 똑바로 난 경우라면 제 기능을 담당하지 못합니다.

Q.

사랑니가 똑바로 나지 않고 기울거나 누워 있는 경우 어떤 점이 문제가 되나요?

A.

사랑니로 병원을 찾는 가장 많은 이유가, 개인이 가지고 있는 사랑니 구조에 따른 문제일 때가 많은데요. 사랑니가 잇몸 속에 반쯤 파묻혀 있는 경우입니다. 그러면 그 앞의 어금니와의 사이에 음식물이 끼고 칫솔질은 어려워, 잇몸이 붓고 사랑니가 썩기도 합니다. X-ray 검사로 그 안의 사정을 들여다보면, 사랑니 뿌리가 잇몸 속에서 비정상적으로 비스듬히 누워 있거나 아니면 정상적으로 잇몸을 뚫고 나왔더라도 공간이 부족해서 다 올라오지 못하는 사랑니 일부가 잇몸과 치아 뼈에 덮여 있어 잇몸 조직에 문제를 일으키는 사례입니다.

Q.

사랑니 진단과 검사는 어떻게 이루어지나요?

A.

일단 '파노라마'라는 사진을 찍어서 사랑니의 상태를 확인하고요. 입안을 보면서 사랑니가 염증을 일으키고 있는지, 썩어 있지는 않은지, 관리가 잘 되고 있는지 등을 확인합니다. 그리고 때에 따라서는 '하치조신경관'이라는 아래턱뼈 안쪽으로 지나가는 신경관과의 관계를 보고, 닿아 있는 경우라면 CT를 찍어 한 번 더 확인하게 됩니다.

Q.

사랑니 구조에 따라서 발치 방법도 다른가요?

A.

사랑니 발치는 보통 15~20분 정도 소요되지만, 발치가 쉽지 않은 상황에서는 1시간도 넘게 걸릴 수 있습니다. 환자의 상태에 따라 난이도가 천차만별인 치료입니다.

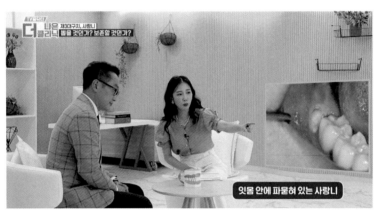

잇몸 안에 파묻혀 있는 사랑니

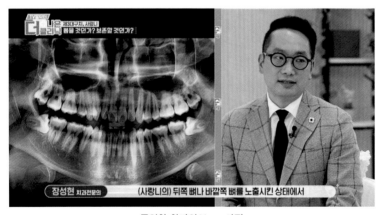

동일한 환자의 X-ray 사진

사랑니 환자의 사례입니다. 이러한 경우라면, 사랑니를 덮고 있는 잇몸을 열어서 사랑니 머리를 다 노출해야 하고요. 사랑니의 뒤쪽 뼈나 바깥쪽 뼈를 노출한 상태에서 치아머리를 수직으로 절개하게 됩니다. 그리고 사랑니 뿌리 부분도 그냥 나오지 못하니까 뿌리를 한 번 더 잘라야 하는 상황까지 갈 수도 있습니다.

Q.
사랑니를 뽑은 후 부작용도 있나요?

A.
사랑니 발치는 부작용이 많은 치료 중 하나입니다. 그래서 어려운 발치의 경우, '수술 발치'라는 표현을 씁니다. 가장 흔한 부작용은 붓고 멍이 드는 것이고요. 입이 잘 벌어지지 않는 일도 있습니다. 이 경우 대부분 1~2주면 좋아지게 되니, 큰 걱정은 하지 않으셔도 됩니다. 가장 위험한 부작용 중 하나는 신경 손상입니다. 하치조신경이 손상될 수도 있고, 심한 경우 설신경이 손상되어 감각 손상이 생기는 경우가 있습니다. 이런 경우 대부분 좋아지게 되나 영구손상으로 이어지는 예도 있습니다.

S' Doctor Says

사랑니 발치, 적정 시기가 있습니다.

사랑니 발치에는 적정 시기가 있는데요. 그 적정 시기를 넘기지 않는
것이 좋습니다. 사랑니 발치의 적절한 시기는 보통 만 17~24세 정도
입니다. 그 이유는 사랑니의 뿌리가 3분의 2 이상 형성되는 시기가 만
17~18세 정도이기 때문입니다. 적정 시기에 뽑으면 부작용을 조금이
라도 줄일 수 있습니다.

 TV홈닥터 더 나은 클리닉 '사랑니' 편 방송 이야기가 궁금하다면?

제2의 영구치 임플란트를
발치 즉시 받는다?

임플란트, 발치 즉시 임플란트

— 장성현, 배태현 —

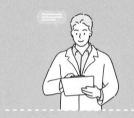

우리 속담에 '이가 없으면 잇몸으로 산다'라는 말이 있습니다. 있던 것이 없어 지면 불편하더라도 없는 대로 참고 살아간다는 의미인데요, 속담처럼 현실에 서도 치아 없이 잇몸으로만 생활할 수 있을까요?

이제 잇몸으로 버틴다는 말은 옛말입니다. 자연치아를 대신할 인공치아 '임플 란트'가 대중화되고 있기 때문이죠.

그렇다면 임플란트 시술은 언제 하는 것이 좋을까요? 비교적 손쉬운 시술법 은 없는지 알아봅니다.

Q.

'임플란트'는 언제, 왜 필요한가요?

A.

'임플란트'는 충치, 치주 질환, 외상 등으로 인해 결손된 치아를 수복하기 위한 치과 치료 방법으로, 임플란트 치료를 통해 음식을 씹는 기능뿐만 아니라 심미적인 면도 회복시켜주게 됩니다. 임플란트 치료가 도입되기 전에는 브릿지나 틀니로 치료했지만, 임플란트가 기능적으로나 심미적으로 자연치아와 가장 유사하다는 측면에서 많은 분이 선택하고 있습니다.

Q.

임플란트 치료 대상은 누구인가요?

① 외상 등의 원인으로 치아 상실 ② 제 기능을 못 하는 자연치아 ③ 선천적으로 치아가 없는 경우

A.

이미 치아가 상실되었거나 치아가 남았더라도 제 기능을 하지 못하는 경우 이를 뽑고 그 자리에 임플란트를 해야 합니다. 치아 머리 부분이 충치나 외상으로 인해 크게 파절된 경우, 그리고 치주 질환이 심하여 치조골 손상이 심한 경우 발치 후 임플란트 치료를 하게 됩니다.

Q.

임플란트 보철물은 어떻게 구성되나요?

A.

임플란트는 크게 3부분으로 나눌 수 있습니다. '픽스쳐(fixture)'라고 부르는 인공치근과 자연치아의 치관에 해당하는 '크라운(crown)', 그리고 픽스쳐와 크라운을 연결해주는 중간 기둥인 지주대가 있습니다.

치관(치아머리)

치근(치아뿌리)

치주인대

자연치아 임플란트

Crown(인공치아)
치아모형의 최종 보철물

Abutement(지주대)
Fixture와 Crown을 연결해주는 지주대

Fixture(인공치근)
자연치아의 뿌리에 상응하는 구조체

임플란트 보철물의 구성

Q.

대개 자연치아를 끝까지 지켜야 한다고 말하는데요. 자연치아로 버티는 게 현명한 걸까요?

A.

반은 맞고 반은 틀린데요. 아무리 치료 기술이 발전해도 자연치아를 따라갈 수 없으므로 뽑지 않고 살릴 수 있다면 살리는 것이 좋겠죠. 그래서 임상검사와 방사선 사진 등 여러 가지 정보를 토대로 환자에게 어떤 치료가 유리한지 판단하는 것이 중요합니다.

Q.

임플란트 치료 시기를 놓치면 어떻게 될까요?

A.

다른 치아들이 건강하면 '하나쯤이야' 하면서 방치하는 경우가 많으세요. 그럴 때 발치된 치아 공간으로 앞뒤, 맞은편 치아가 모이게 됩니다. 그러면 정상적인 치열로 임플란트 식립이 어렵고 멀쩡한 주변 치아까지 손을 대야 하는 상황이 발생합니다. 그리고 치주 질환이 심한 상태라 이를 뽑아야 하는데 뽑지 않고 그대로 방치하는 경우 치조골 손상이 더 심해져서 나중에 임플란트를 할 때 뼈 이식이 필요하게 되고, 치료 기간도 늘어나게 됩니다.

Q.

임플란트 치료에 유리한 조건이 있나요?

A.

다음과 같은 경우 임플란트 치료에 좀 더 유리합니다.

① 잇몸 뼈가 크고 무르지 않은 사람

② 혈압, 당뇨 등 전신 질환이 없는 사람

③ 골다공증 주사나 약을 복용하지 않는 사람

Q.

임플란트는 치료 기간이 오래 걸린다고 생각들을 많이 하는데요. 발치 즉시 식립도 가능할까요?

A.

네, 가능합니다. 보통 임플란트를 심게 되면 치아를 뽑고 짧게는 4~6개월을 기다린 후 식립을 하게 됩니다. 그리고 임플란트 식립 후 3~4개월 정도 뼈와 임플란트가 굳는 시간을 기다리게 되죠. 하지만 발치 즉시 임플란트 치료는 일반 임플란트 시술과 달리 치아를 뽑는 날 바로 임플란트를 식립할 수 있습니다.

Q.

발치 즉시 임플란트 치료를 결정하는 중요한 요소가 있나요?

A.

모든 경우에 발치 즉시 임플란트를 할 수는 없습니다. 대부분의 치아 문제, 즉 충치가 너무 깊어서 살릴 수 없거나, 치아머리가 부러지거나, 치아가 뿌리까지 수직 파절하는 등의 경우라면 발치 즉시 임플란트가 가능합니다. 하지만 이를 뽑는 이유가 치아가 아닌 잇몸 뼈라면 이야기가 달라집니다. 임플란트 식립 시 고정을 얻을 수 없을 정도로 뼈가 깊게 상한 경우나 상악동까지 뚫려버린 상태라면 발치 즉시 식립이 어려울 수 있습니다.

> ※ 상악동(上顎洞): 해부학적으로 얼굴에서 광대뼈 아래와 위턱뼈 사이에 자리하고 있는 빈 공간을 의미한다. 안쪽은 코안의 점막으로 덮여 있으며 그 속에 공기가 들어 있다.

Q.

발치 즉시 임플란트 치료 과정은 어떻게 되나요?

A.

임플란트 식립을 위해 '파노라마'라는 사진을 찍고 구강 내 임상검사를 통해 이상이 있는 치아와 주변 잇몸 뼈 등을 확인하게 됩니다. 이 과정을 통해 발치 즉시 임플란트 치료가 가능한지 구별하고, CT를 찍어서 다시 한번 잇몸 뼈 상태를 확인하게 됩니다. 두 검사를 통해 뼈의 두께와 높이 등을 확인하고, 발치를 하기 전 임플란트 식립에 대한 계획을 세우게 되며, 적절한 위치를 잡고 임플란트를 심게 됩니다.

Q.
발치 즉시 임플란트 식립 후 주의 사항이 있나요?

A.
치료 후의 주의 사항은 정기적인 치과 검진입니다. 그래야 임플란트 주위염이 생겼을 때 초기 대응을 한다거나 이상이 생긴 임플란트 보철물을 빨리 해결할 수 있게 됩니다.

S' Doctor Says

임플란트 치료 후 정기검진은 필수입니다.

임플란트를 심었다고 끝나는 것이 아닙니다. 임플란트 치료 후의 중요한 관리 사항은 정기적인 치과 검진입니다. 보철물에 이상이 있거나 주변 치아에 문제가 있다면 지체하지 마시고 치과에 방문하셔서 더 큰 손상을 막아야 합니다.

▶ TV홈닥터 더 나은 클리닉 '임플란트의 이해' 편 방송 이야기가 궁금하다면?

▶ TV홈닥터 더 나은 클리닉 '발치 즉시 임플란트' 편 방송 이야기가 궁금하다면?

고령 환자 임플란트, 이렇게 치료받으세요

— 장성현 —

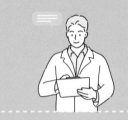

노년기 임플란트는 고민일 수밖에 없습니다. 완성하기까지 몇 달이 걸리고, 지루한 기다림에도 불구하고 임플란트와 잇몸 뼈가 결합되지 않으면 다시 오래 기다렸다 재수술을 해야 하므로 시간과 비용의 투자가 만만치 않습니다.

그런데도 임플란트는 다른 치아에 주는 영향이 적고, 교합의 변화도 적어 현재로선 효과적인 대체 치아로 꼽히고 있는데요. 고령 임플란트에서 중요한 요소는 무엇이고, 어떤 것들을 고려해야 할지 짚어봅니다.

Q.

고령 환자의 빠진 치아, 대신할 방법은 무엇이 있나요?

💊 고령 임플란트의 가장 중요한 요소는 잇몸 뼈 상태입니다.

A.

현재로서 가장 대표적인 치료법은 '임플란트'입니다. 뼈가 받쳐주기만 한다면요. 하지만 그 외에도 부분 틀니나 완전 틀니, 때로는 브릿지 치료 등이 있을 수 있습니다.

Q.

임플란트 치료를 선호하는 이유는 무엇인가요?

A.

임플란트를 고려하는 가장 큰 이유는 씹는 능력 때문이라고 보시면 됩니다. 틀니의 경우 부분 틀니냐 완전 틀니냐에 따라 다르겠지만, 자연치아가 씹던 힘의 절반에서 5분의 1 정도까지 밖에 힘을 낼 수가 없습니다. 하지만 임플란트라면 자연치아가 내던 힘을 그대로 낼 수 있다는 장점이 있습니다. 또 임플란트 식립을 통해 뼈의 흡수를 어느 정도 방지할 수 있는 부분도 있습니다. 그래서 임플란트가 가능한 상황이라면 임플란트를 추천하게 됩니다. 하지만 뼈의 흡수나 손상이 커서 임플란트를 심을 수 없거나, 여러 가지 다른 이유로 임플란트 전체 식립이 어려운 경우라면 임플란트 틀니를 통해 유지력을 높여주는 것이 도움이 됩니다. 특히 '하악 틀니'의 경우라면 그 만족도가 상당히 높다고 할 수 있습니다.

Q.

고령 임플란트 치료에서 중요하게 생각되는 요소는 무엇인가요?

A.

가장 중요한 것은 심고자 하는 뼈의 상태입니다. 폭이 좁고 높이도 적당하고 골밀도도 적당하다면 가장 좋은 치료를 할 수 있습니다. 고령 환자의 경우 또 하나 고려해야 할 부분은 전신 질환입니다. 당뇨나 고혈압 혹은 심혈관 질환이 있어서 피가 묽어지는 약을 계속 드시는 경우, 간 질환이나 신장 질환이 있는 경우에는 임플란트 수술에 제약이 있을 수 있습니다.

Q.

임플란트 치료가 어려운 사람도 있나요?

A.

물론 있습니다. 고령 환자의 임플란트 시술에서 가장 중요한 요소는 뼈의 높이와 폭이라고 말씀드렸는데요. 높이나 폭이 부족한 경우라면 골 이식 등을 통해 해결하려고 노력하지만 어려울 때가 있습니다. 또한 당뇨, 고혈압 등 과거 병력이 있거나 전신 질환자의 경우에는 복용 약물의 특성상 지혈이 잘 안되거나 회복이 오래 걸릴 수 있어 신중한 선택이 필요합니다. 이럴 땐 브릿지나 틀니로 진행을 할 수밖에 없게 되죠. 다른 의미에서는 경제적 사정 등으로 인해 전체 임플란트를 식립하지 못하고, 다른 치료로 전환을 해야 하는 경우도 있습니다.

Q.

잇몸 뼈가 부족한 경우, 뼈 이식 수술이 위험하진 않을까요?

A.

'임플란트 뼈 이식술'이 필요한 경우 환자 본인의 뼈나 인공 뼈등 이식재를 선택해 부족한 잇몸 뼈의 양을 채우는데요. 아무래도 상처 치유 능력이 떨어지고 다양한 전신 질환들이 있으므로 위험 요소로 작용할 수 있는 부분이 있습니다. 위턱뼈의 경우에는 '상악동'이라는 공간이 있어서 부족한 높이를 커버하는 것이 대부분 가능하지만, 아래턱뼈의 경우에는 '하치조신경관'이라는 구조물이 있어서 높이를 무조건 보상할 수는 없습니다. 그냥 뼈위에 뼛가루를 쌓아놓는다고 해서 다 뼈가 되지는 않거든요. 이런 경우라면 최대한 식립이 가능한 짧은 임플란트를 고려하기도 하지만 이것조차 안 되는 경우라면 틀니나 다른 치료를 생각할 수밖에 없습니다. 또한, 당뇨나 골질환 등 다른 전신 질환을 앓고 있다면 뼈 이식술의 성공 확률이 떨어지기 때문에 좀 더 신중해야 합니다.

Q.
부족한 잇몸 뼈는 자신의 몸에서 자가 이식하게 되나요?

A.
자가골 이식도 가능합니다. 보통 부족한 뼈를 내 몸에서 자가 이식하는 경우는 구강암이나 다른 질환들로 인해 엄청난 양의 뼈를 제거한 경우입니다. 하지만 대다수의 치과에서 진행하는 뼈 이식은 자기 뼈를 사용하기보다는 합성골이나 이종골이라는, 만들어져 있는 뼛가루 재료를 사용해서 이식하는 경우가 많습니다. 보통은 돼지 뼈나 소뼈 혹은 이제 볼륨만 유지할 목적으로 합성골이라고 하는 걸 만들어 넣기도 합니다.

Q.
골다공증 환자도 임플란트 시술이 가능한가요?

A.
골다공증 환자가 특별히 임플란트 실패 확률이 높다고 보지는 않습니다. 다만 골다공증을 앓고 계시는 경우, 드시는 약 때문에 고려할 요소가 있습니다. 골다공증 치료제는 여러 가지가 있는데 이 중 비스포스포네이트 계열의 약을 드시는 환자분들이 있습니다. 이 경우 'BRONJ'라고 해서 임플란트 수술이나 이를 뽑은 후 뼈의 괴사가 일어나는 일이 아주 간혹 있습니다. 이 때문에 골다공증약을 드시는 환자의 경우, 일정 기간 약을 끊은 뒤에 임플란트 수술 일정을 잡게 됩니다.

Q.

임플란트 치료는 어떤 기준으로 선택하게 되나요?

A.

노화가 진행되면 치아와 잇몸도 자연히 약해지기 마련입니다. 그러다 치아가 하나둘 빠지게 되는데, 치아 중 몇 개가 빠져 있는 것을 '부분 무치악', 치아가 하나도 없는 것을 '완전 무치악'이라고 합니다. 어금니 없이 앞니로만 식사할 경우 남은 치아의 손상 가능성이 더 커지기 때문에 어금니의 경우 손실 즉시 치료가 필요합니다. 사랑니를 제외한 일부 몇 개의 치아가 결손되면 부분틀니나 임플란트 식립으로 대체 가능합니다.

만약 치아가 다량 빠져서 음식 섭취도 어렵고 발음도 정확하지 못한 상태라면, 전체 임플란트 시술로 개선하는 게 좋은데요. 임플란트를 심는다고 해서 빠진 치아 개수만큼 다 심지는 않습니다. 물론 어금니의 경우에는 씹는 기능이 중요하므로 치아 개수

만큼 심으려고 노력하지만 앞니 부분은 심미성, 기능성이 중요
하기 때문에 개수를 줄이기도 합니다.

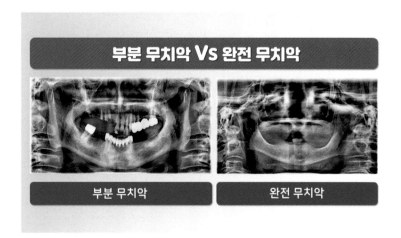

Q.
노년기 임플란트 치료, 환자마다 차이가 있을 것 같아요.

A.
기본적으로 '완전 무치악'이나 '부분 무치악'이나 치료 과정은
비슷합니다. 다만, 완전 무치악의 경우에는 병원에 한두 번 더
오셔야 하는 상황이 생길 수 있습니다. 부분 무치악은 어느 정도
기준점 같은 것들이 존재하는 경우가 많은데요. 완전 무치악은
임플란트가 뼈와 단단히 굳고 본을 뜨는 과정을 지나서, 높이나
앞뒤 관계 등을 새로 잡아주어야 하므로 내원 횟수가 좀 더 증가

할 수 있습니다. 이 때문에 새롭게 잡아준 관계에 적응하는 시간
도 더 오래 걸릴 수 있습니다.

Q.

고령 환자가 임플란트 전후 주의해야 할 사항은 무엇인가요?

🦷 ① 자신의 구강 상태 파악 ② 전신 질환자의 경우 전문의 상담 필요

A.

　고민보단 치과를 먼저 방문하셔서 현재 자신의 상태를 아는 것
이 가장 중요합니다. 그 후에 임플란트나 다른 치료를 받아야 하
는 상황이라면 치과의사와 상담하여 전신 질환이나 안 좋은 습
관들, 즉 지나친 음주나 흡연 같은 것들을 점검하고 치료에 임하
는 게 좋을 것 같습니다. 그리고 치료가 끝난 후에도 반드시 정
기적인 치과 검진을 받으시는 것 잊지 마시기 바랍니다.

S' Doctor Says

임플란트 치료 성공을 위해 금연은 필수!

흡연은 모든 면에서 해롭지만, 그중에서도 임플란트 수술 후의 흡연은 매우 위험합니다. 담배 연기가 가지는 독성도 문제지만 연기가 구강 내로 흡입될 때 생기는 열 자체도 좋지 않습니다. 임플란트 수술 후 담배를 피운다면 입안에 가득 찬 담배 연기가 어디를 안 좋게 만들지 말씀 안 드려도 상상이 되시죠? 실제로 많은 논문에서도 임플란트 실패의 큰 원인 중 하나로 흡연을 꼽고 있습니다. 임플란트 치료를 하게 됐다면, 반드시! 금연하시기 바랍니다.

▶ TV홈닥터 더 나은 클리닉 '고령 환자 임플란트 치료' 편 방송 이야기가 궁금하다면?

고령 치아 관리의 선택지

틀니, 임플란트 틀니

— 김범석 —

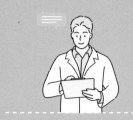

씹고 먹는 기본적인 행위를 통해 생명 연장 활동을 도와주는 것이 치아죠. 하지만 나이가 들수록 다양한 이유로 치아가 빠지기 시작합니다.

젊은 시절에는 때우고 씌우는 정도였지만, 나이가 들수록 이를 빼거나 채워 넣어야 하는 대공사가 기다리고 있는데요. 평소 치아 관리나 잇몸 건강 상태, 경제 사정에 따라 선택지가 달라집니다.

고령의 대체 치아, 틀니의 선택 기준은 무엇이며 나에게 맞는 선택은 무엇인지 알아봅니다.

Q.

노년기에 주의해야 할 구강 질환이 있을까요?

A.

기본적으로 노화의 진행과 구강 위생 관리 소홀 등으로 치주 질환이 발생할 수 있으며, 침 분비량 감소에 따라 치아우식증(충치)이 생길 수 있습니다. 또한 이러한 질환이 심하게 진행되면, 치아를 상실하거나 이를 뽑는 상황을 맞이하게 됩니다.

Q.

'구강건조증'과 '충치', 관계가 있나요?

A.

침은 치아를 보호하는 역할을 하므로 침 분비량이 감소하게 되면 입안이 건조하게 되고 이에 따라서 치아우식증이 생기기 쉽습니다. 노인 환자의 80% 이상이 어떤 종류의 약이든 약을 먹고 있는데 이들 약 가운데 90% 정도가 구강건조증을 일으킬 수 있습니다. 항우울제, 항히스타민제, 항암제, 항정신병약물, 항경련제, 충혈완화제, 이뇨제, 진정제 등이 이에 포함됩니다. 또한 방사선 치료와 화학요법, 심리적 상태, 내분비계의 이상, 영양결핍 등도 구강건조증을 일으킬 수 있습니다.

Q.

100세 시대, 치아 관리의 중요성이 커지는 것 같아요.

A.

그렇죠. 치아와 잇몸 등 구강 내 건강 상태에 따라서 음식물 섭취의 불편이나 문제가 발생할 수 있습니다. 이는 전신 상태에도 큰 영향을 미칠 수 있어서 건강하게 오래 생활하기 위해서는 일평생 꾸준한 구강 위생 관리가 필요합니다.

Q.

노년기 상실된 치아, 어떻게 극복할 수 있을까요?

A.

상실된 치아를 치료하는 방법은 여러 가지가 있는데요, 그 위치나 정도 등에 따라 브릿지 수복, 임플란트 식립, 부분 틀니, 완전 틀니, 임플란트 틀니 등을 생각할 수 있습니다.

상실된 치아 대체 치료법(틀니)		
부분 틀니	완전 틀니	임플란트 틀니
남아 있는 건전한 치아나 보철물을 이용한 틀니	남아 있는 건전한 치아나 보철물 없이 잇몸으로 지탱하는 틀니로, 잇몸 흡착으로 음압을 형성해 고정	남아 있는 건전한 치아나 보철물 없이 임플란트 식립을 통해 완전 틀니의 단점을 보완한 틀니

Q.

틀니를 사용할 때 주의 사항이 있을까요?

A.

틀니는 평생 쓸 수 없습니다. 자세히 보시면 금속으로 된 부분이 있고, 레진으로 된 부분이 있습니다. 이 부분은 마모가 굉장히 잘 되기 때문에 치약으로 닦게 되면 치약의 연마제로 인해 마모가 잘 일어납니다. 따라서 틀니 세정제나 주방세제를 사용해 주시는 게 좋습니다. 또, 물에 담가두지 않으면 미세하게 뒤틀리거나 변형이 와서 사용할 수 없게 되는 경우가 있기 때문에 사용하지 않을 때는 물에 담가 보관해야 합니다.

Q.

틀니도 건강보험 적용이 되나요?

> 🖋 심각한 구강 변화로 인해 새로운 틀니 제작이 필요한 경우, 7년 이내 한 차례 재제작이 가능합니다.

A.

만 65세 이상 국민건강보험 가입자는 부분 틀니를 제작하거나 완전 틀니가 필요한 상황에서 7년에 한 번씩 보험 적용이 가능합니다.

단, 구강 상태가 심각해서 새로운 틀니가 필요한 경우는 의학적 소견이 있을 때 7년 이내라도 한 번에 걸쳐서 재제작이 가능합니다.

틀니의 건강보험 자격 대상은 다음과 같습니다. 단, 임플란트 틀니는 국민건강보험 혜택을 받을 수 없습니다.

① 남은 치아를 이용해 부분 틀니 제작이 가능한 환자

② 완전 틀니가 필요한 상·하악 완전 무치악 환자(만 65세 이상 건강보험가입자 대상, 총액의 30% 혜택)

③ 부분 틀니 혹은 완전 틀니: 상·하악당 7년에 1회 보험 적용 가능

Q.

임플란트 틀니, 어떤 분들이 치료 대상인가요?

A.

완전 틀니의 유지력이나 지지력이 부족할 것이 예상되거나, 실제로 지지력이 부족하여 틀니에 적용을 못 하는 경우 이를 해결하기 위해서 임플란트 구조물을 이용하여 유지력과 지지력을 얻는 '임플란트 틀니'를 계획하게 됩니다. 상악인지 하악인지, 뼈의 상태가 건강한지, 예상되는 저작력이나 저작 습관 등에 따라 종합적으로 판단해 임플란트의 식립 개수가 달라질 수 있습니다.

Q.

임플란트 틀니의 장점, 단점은 무엇이 있을까요?

A.

다음과 같은 장점과 단점이 있습니다.

임플란트 틀니의 장점	① 완전 틀니 대비 유지력과 지지력 우수 ② 작은 크기 제작 가능
임플란트 틀니의 단점	① 임플란트 식립의 필요성에 따라 가능 여부를 고려해야 하는 점 ② 비용적인 부담

S' Doctor Says

삶의 질을 높이는 치아 관리, 나에게 맞는 것을 찾으세요.

치아 결손은 음식을 씹는 기능을 떨어뜨릴 뿐 아니라 외관상 변화와 영양 섭취 불균형을 유발해 건강과 삶의 질 전반에 영향을 미칩니다. 사람마다 구강구조가 다르듯, 틀니 역시 자신의 상태와 상황에 맞게 선택해야 합니다. 가장 좋은 것은 전문가와 상담해 나에게 적합한 치료법을 찾는 거겠죠. 그리고 무엇보다 100세 시대 튼튼한 치아를 유지하는 비결은 정기적인 치과 검진과 치료, 꾸준한 구강 위생 관리입니다.

 TV홈닥터 더 나은 클리닉 '고령 치아 관리 틀니' 편 방송 이야기가 궁금하다면?

제 5 부

종합편

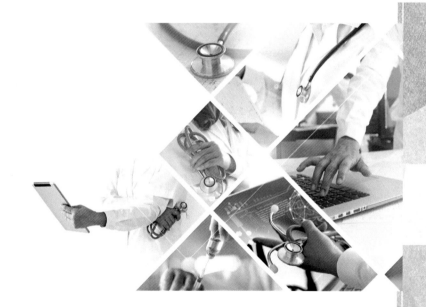

미리미리 면역력 챙기세요!
성인 예방접종
― 고을용 ―

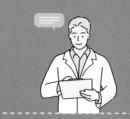

갑자기 여기저기 아픈 내 몸! 만병의 근원은 면역력 때문이라는 말, 들어보셨죠?

장기간의 코로나19 사태를 겪으면서 면역력의 중요성은 더욱 주목받고 있는데요. 그렇다면 면역력을 키우려면 어떻게 해야 할까요?

규칙적인 생활과 식습관, 적절한 운동은 기본! 미리미리 예방접종까지 챙긴다면 면역력 강화, 멀리 있지 않습니다!

Q.

어른도 예방접종이 꼭 필요한가요?

🥄 예전에는 없었던 새로운 질병이 늘면서 다양한 질병에 대비할 수 있는 예방접종 또한 필요합니다.

A.

네. 면역 저하나 만성질환을 가지고 있는 고령자가 많아졌고, 코로나19처럼 새로운 질병도 생기고 있습니다. 또, 예전에는 만들지 못했던 예방접종 약을 만들 수 있게 되어 예방할 수 있는 질병도 늘어났습니다. 따라서 성인도 소아 못지않게 다양한 예방접종을 해야 하는 경우가 많아지게 되었습니다.

Q.

소아와 성인 예방접종, 무엇이 다른가요?

A.

소아 예방접종의 가장 중요한 목적은 유행을 차단하는 것과 감염병 발병 자체를 막는 건데요. 예를 들면 MMR(홍역, 유행성이하선염, 풍진 3종 혼합 백신) 접종을 해서 홍역이나 볼거리, 풍진 등에 걸리지 않도록 하고 집단면역을 유도해 지역사회에 감염병이 유행하지 않도록 하는 것이 목적입니다. 하지만 성인 예방접종은 발생 자체를 원천적으로 막는 예방접종은 많지 않습니다. 중중 합병증을 줄임으로써 입원을 덜 하게 하고, 이것으로 인해 사망률을 낮추는 것이 목적입니다. 예를 들면, 독감 예방접종을 하면 독감에 걸리지 않기도 하지만 걸리더라도 좀 더 가볍게 앓고 지나가는 것과 같은 것입니다.

백신(예방접종)의 원리

① 죽거나 약하게 만든 바이러스 혹은 박테리아, 단백 물질 등의 항원을 인체에 주입
② T림프구, B림프구가 특성을 기억하고 항체를 만드는 등의 방법으로 후천적 면역 형성

Q.

중장년층 대상 접종, 꼭 필요한가요?

A.

네, 그렇습니다. 나이가 들면서 우리 몸의 면역 체계도 함께 늙어갑니다. 면역 체계에는 두 가지가 있는데요. 'T림프구'라는 것이 작용하는 '세포면역'과 항체라는 것이 작용하는 '체액면역'이 있습니다. 통상적으로 50세가 넘어가면서 'T-세포매개면역'이 점차 감소하는 면역 노화가 일어납니다. 고령자는 자연면역이나 획득면역 반응이 점차 감소하고 면역 노화가 일어납니다. 또한, 고혈압이나 당뇨병 같은 만성질환이 함께 있는 경우가 많아 여러 가지 세균이나 바이러스 질환에 잘 걸리고 중증으로 진행되

는 경우가 많아집니다. 그래서 50세 이상 장년층은 여러 가지 세균이나 바이러스에 대한 백신 접종을 젊은 사람보다 더 적극적으로 고려해야 합니다.

※ T림프구: 백혈구의 일종으로 세포성 면역 기능 관여
※ 체액면역: 병원체 침입 후 혈액 내 항체가 생기면서 면역 반응

Q.
성인 예방접종은 대상자가 따로 있나요?

A.
성인 예방접종은 영유아 예방접종과는 조금 다릅니다. 영유아 예방접종은 일정한 개월 수가 되면 전체적으로 다 예방접종을 하지만 성인 예방접종은 일반적으로 나이에 따른 예방접종도 있지만 특정 직업군이나 환경 등에 따라서 예방접종을 권장하기도 합니다. 예를 들면, 만성질환이 있다든가 면역 저하자일 경우 접종 항목이 다릅니다. 의료진처럼 감염병 노출 위험이 있는지 혹은 외국으로의 여행 계획이 있는지 등에 따라 예방접종 대상자에 포함되기도 합니다.

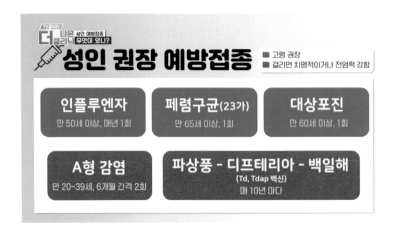

Q.

인플루엔자 백신 접종은 추워지기 전에 해야 효과가 있나요?

백신은 약 6개월 정도의 예방 효과가 있습니다.

A.

네, 맞습니다. 보통 인플루엔자가 12~2월에 가장 유행하고, 3~5월에 이차적으로 유행합니다. 예방접종의 효과가 나타나는 데 2주 정도 걸리기 때문에, 유행 4주 전인 11월까지는 접종을 마치는 것이 가장 좋습니다. 또, 3~5월에 인플루엔자 타입 B가 두 번째로 유행하는 경우가 많으므로 만약 접종 시기를 놓쳤다면 늦게라도 접종하는 것이 도움이 됩니다.

Q.

인플루엔자(독감) 백신 3가, 4가 뭐가 다른가요?

A.

3가, 4가는 3가지 혹은 4가지 종류의 인플루엔자 바이러스에 대한 백신이라는 말입니다. 인플루엔자는 매년 '항원 소변이'가 일어나기 때문에 WHO에서 매년 초에 그해에 유행할 가능성이 있는 항원형을 정하고, 제약회사에서는 그것을 토대로 백신을 제조하여 9월이나 10월에 시판합니다. '3가'에는 A형 2개와 B형 1개, '4가'에는 A형 2개와 B형 2개가 포함되어 있는데 4가에는 다음 해 봄 유행할 가능성이 있는 B가 하나 더 포함되어 있습니다.

인플루엔자(독감) 3가 백신, 4가 백신

※ 3가 백신: A형 2타입, B형 1타입
※ 4가 백신: A형 2타입, B형 2타입

※ 항원 소변이: 바이러스에 돌연변이가 축적됨에 따라 새로운 항원과 변종이 생기는 현상

Q.

독감과 함께 접종하면 안 되는 백신이나, 함께 접종했을 때 도움이 되는 백신도 있나요?

📖 호흡기에 대한 예방 효과가 있는 백신은 함께 접종하면 도움이 됩니다.

A.

원칙적으로 독감과 같이 접종을 하면 안 되는 백신은 없습니다. 함께 접종하면 도움이 되는 대표적인 예방접종으로는 '폐렴구균' 접종이 있는데요. 폐렴은 독감의 가장 대표적인 합병증입니다. 폐렴을 일으키는 여러 가지 균 중에 가장 흔한 균이 폐렴구균인데, 다행히 이 균에 대한 예방접종이 있습니다. 독감 예방접종도 하고 폐렴구균에 대해서도 예방접종을 하면 폐렴 예방에 도움이 됩니다. 최근 코로나와 관련되어서도 폐렴구균과 인플루엔자 독감 백신을 접종한 사람이 접종하지 않은 사람보다 코로나19에 약 30% 정도 덜 걸리고, 치명률도 줄었다는 연구 결과가 있습니다.

Q.

최근 A형 간염 예방접종이 권장되는 이유는?

A.

A형 간염은 위생 환경이 좋지 않았던 과거 영유아 시기에 가볍게 앓고 지나가 성인의 대부분이 항체를 가지고 있었습니다. 그런데 위생 환경이 개선되면서 1980년대 이후 출생자의 경우 영유아 시기에 A형 간염에 노출될 기회가 적어지게 되어 자연스럽

게 면역력을 갖지 못한 사람이 많아졌습니다. 성인이 A형 간염에 감염되면 영유아에 비해 중상도 심하고 전격성 간염으로 이행되어 사망 가능성도 있으므로 반드시 예방접종이 필요합니다. 예방접종을 하지 않은 청소년이나 40세 미만의 성인은 항체 검사 없이 접종하고, 40세 이상 성인은 항체 검사 후 항체가 없는 경우에 접종합니다.

Q.
예방접종 중에 암을 예방하는 백신도 있나요?

A.
대표적인 게 '자궁경부암'을 예방하는 백신입니다. 자궁경부암은 HPV(Human Papilloma Virus)라는 인유두종 바이러스가 원인인데요. 이 인유두종 바이러스에 의한 자궁경부암을 HPV 백신을 통해 예방할 수 있습니다.

자궁경부암 백신 접종 연령
▪ 성 경험 이전 접종 권장 ▪ 국내에서 만 13~17세 여성 청소년 대상 무료 접종(2회) 시행

Q.

예방접종 시 주의해야 할 점이 있을까요?

A.

다음과 같은 경우에 주의가 필요합니다.

① 접종 후 이상 반응 과거력이 있는 경우

② 특정 약물과의 반응이 있는 경우

③ 심혈관 질환으로 항응고제를 복용 중이라면 접종 전 상담
필요(접종 과정에서 멍이 들거나 혈종 등이 발생할 수 있으니 주의)

S' Doctor Says

아무리 강조해도 지나치지 않습니다.

바쁘게 돌아가는 현대사회, 면역력이 부족하거나 만성질환을 앓고 있는 분들이 늘고 있습니다. 코로나19와 같이 이전에 없던 질병도 새롭게 등장하고 있고요. 이제는 영유아 못지않게 성인 예방접종도 꼭 필요합니다. 나이와 개인 건강 상태에 따라 예방접종 꼭 챙기시길 바랍니다. 예방접종의 중요성, 아무리 강조해도 지나치지 않습니다.

 TV홈닥터 더 나은 클리닉 '성인 예방접종' 편 방송 이야기가 궁금하다면?

나를 지키는 실천

국가건강검진

― 고을용 ―

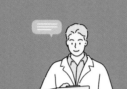

질병은 치료보다 예방이 더 중요한 법! 예방을 실천하는 첫걸음은 정기적인 건강검진입니다.

소 잃고 외양간 고치는 일이 없도록 미리미리 건강을 살피는 습관이 필요합니다.

국가건강검진에 대한 궁금증! 함께 풀어봅니다.

Q.

모든 국민이 건강검진 대상인가요?

💬 건강검진은 질병을 예방하고 조기 치료에 도움을 줍니다.

A.

네. 맞습니다. 우리나라에서는 전 국민을 대상으로 영유아 건강검진, 학생 검진, 일반 건강검진 등 생애주기에 맞춰 설계된 건강검진 프로그램을 시행하고 있습니다. 건강검진은 자신의 현재 건강 상태를 확인함으로써 질병을 예방하고 조기에 치료하는 것을 목적으로 시행하는데요. 2년이나 1년에 한 번씩 공통 검사 항목과 성·연령별 검사 항목으로 나눠 검사를 시행합니다.

생애주기별 맞춤형 건강검진			
영유아 (0~5세)	학동기 (6~18세)	성인기 (19~64세)	노년기 (65세 이상)

Q.

나이와 성별에 따라 검사 항목이 다른가요?

A.

성·연령별로 다음과 같은 항목을 검사합니다.

항목 구분	일반 건강검진 항목(대상 연령)	
공통 항목	진찰 및 상담, 신체 계측, 시력·청력 검사, 혈압 측정, 흉부 방사선검사, 혈액검사, 요검사, 구강검진	
성·연령별 항목	혈액검사 (이상지질혈증)	남성 24세 이상 여성 40세 이상 (※ 4년에 1회)
	B형 간염 항원, 항체	40세 (※ 면역자, 보균자는 제외)
	골밀도 검사	54세 및 66세 여성
	인지기능장애 (치매)	66세 이상 (※ 2년에 1회)
	정신건강 검사 (우울증)	20~70세 (※ 해당 연령을 시작으로 10년에 1회)
	생활 습관 평가	40, 50, 60, 70세
	노인신체기능 검사	66, 70, 80세
	치면세균막 검사	40세 (※ 구강검진 항목)

Q.

국가 암검진 항목으로 6대 암이 선정된 이유는 무엇인가요?

A.

우리나라 국민의 사망 원인 1위, 바로 암인데요. 암을 조기에 발견해 치료율을 높이고, 암으로 인한 사망률을 줄이는 것을 목적으로 합니다. 국가 암검진 항목은 우리나라에서 가장 흔하게 발병하는 암, 조기에 진단(발견)할 수 있는 암, 조기 진단했을 때 치료할 수 있는 암을 '6대 암'으로 선정한 것입니다.

국가 6대 암 건강 검진

구분		국가 암 검진 대상자	검진 주기	검사 항목
1	위암	만 40세 이상 남녀	매2년 1회	위내시경검사
2	유방암	만 40세 이상 여성	매2년 1회	유방촬영
3	자궁경부암	만 20세 이상 여성	매2년 1회	자궁경부세포검사
4	대장암	만 50세 이상 남녀	매1년 1회	대변잠혈검사 (양성시 대장내시경)
5	폐암	만 54~74세 남녀 고위험군	매2년 1회	저선량 흉부 CT
6	간암	40세 이상 남녀 고위험군	6개월 (상반기 1회, 하반기 1회)	혈액검사, 간초음파

Q.

국가 암검진에서 '갑상선암'이 제외된 이유가 있을까요?

A.

갑상선암 같은 경우는 우리나라에서 발생 순위로만 보면 두 번째입니다. 하지만 대부분 천천히 자라며 생명을 위협할 가능성이 매우 낮고, 무증상 성인에서 초음파를 이용한 갑상선암 검진을 하는 것이 이득인가에 대해 의학적 근거가 불충분하다는 등의 이유로 빠져 있습니다.

Q.

국가 암검진, 추가 검사 대상이 따로 있나요?

A.

네, '간암'과 '폐암' 검사가 그렇습니다. 암의 조기 진단과 치료에 효과 있다는 것이 입증된 사람들인 고위험군에 대해서만 시행하기 때문에 고위험군이 아닌 사람들에게는 시행하지 않습니다. 간암 같은 경우는 간염 바이러스나 간 질환으로 고위험군을 정하고, 흡연이 주원인으로 알려진 폐암의 경우는 흡연력을 기준으로 고위험군을 정해 선별해서 검사하고 있습니다.

폐암 검진 고위험군 대상
만 54~74세 남녀 중 흡연력이 하루 한 갑 기준 30년 이상으로 확인되는 자

Q.

건강검진 전 금식, 꼭 해야 하나요?

A.

한마디로 말씀드리면 그렇습니다. 금식하는 이유는 우선 혈액 검사 수치에 영향을 줄 수 있기 때문입니다. 예를 들면, 당뇨 진단에 사용되는 기준이 8시간 이상 금식한 후 측정한 혈당인 '공복혈당 수치'인데 음식물을 섭취하는 경우 이 혈당 수치에 영향을 줄 수 있습니다. 또한 상복부(간, 담낭) 초음파검사를 할 때도 음식을 먹을 때 들어오는 공기가 초음파 통과를 방해해 검사 결과가 정확하지 않을 수 있습니다. 물, 커피 등도 당연히 금물입니다.

Q.
금식 시, 평소 복용 중인 약물이 있는 경우에는 어쩌죠?

A.
금식 중에는 원칙적으로 대부분의 약은 먹지 않아야 합니다. 특히 당뇨약 같은 경우는 공복 상태에서 복용하면 혈당을 너무 떨어뜨리는 저혈당 상태가 돼서 좋지 않습니다.

하지만, 반드시 복용해야 하는 혈압약이나 심장약 등을 불가피하게 먹어야 한다면 검사 당일 새벽에 소량의 물과 같이 복용하시면 됩니다.

Q.
여성의 경우, 건강검진 시 주의 사항이 있다고 들었어요.

A.
임신 가능성이 있는 여성은 방사선과 관련된 항목인 유방 X-ray나 흉부 촬영 등은 피하는 것이 좋습니다. 또한 자궁암 검사, 소변검사 시 정확한 검사 결과를 위해 생리 기간을 피해서 검진받는 것이 좋습니다.

Q.

국가건강검진 외 추가 항목도 반드시 진행해야 할까요?

A.

국가건강검진에서 개개인에 딱 맞는 모든 검사를 시행할 수는 없으므로 개인별 맞춤 추가 검진 항목을 고려하면 좋은데요. 개인의 나이와 성별, 질병의 가족력이나 이전 검진의 과거력 등을 꼼꼼히 살펴보고 추가 검진을 받으시면 도움이 될 수 있습니다.

S' Doctor Says

건강은 건강할 때 지켜야 합니다.

요즘 2030 젊은 세대에서도 우울증이나 성인병, 암의 발병률이 늘고 있습니다. 질병을 예방하고 조기에 발견해 치료하기 위해서는 정기적인 건강검진이 꼭 필요합니다. 젊다고 해서 방심하거나 건강하다고 해서 소홀히 해서는 안 되는 것이 바로 건강 관리입니다.

▶ TV홈닥터 더 나은 클리닉 '국가건강검진' 편 방송 이야기가 궁금하다면?

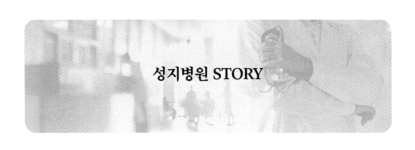

성지병원 STORY

누구나 쉽고 편하게 찾아올 수 있는 병원, 믿고 의지할 수 있는 병원, 성지병원은 2001년 문을 열었다. 현재는 강원 중부권 최고의 관절·척추 전문 병원, 강원특별자치도 내 '최초'라는 수식어로 실력을 증명하며 성장해오고 있다.

모든 질병은 정확한 진단으로 때를 놓치지 않는 치료가 중요하다. 성지병원은 날이 갈수록 심해지는 의료 서비스 경쟁 속에 우수한 의료 인력과 최첨단 의료 시스템, 최상의 서비스로 매해 새로운 도전을 계속하며 오늘에 이르렀다. 모든 것은 사람에서부터 시작된다는 초심을 잃지 않은 결과다.

최고의 의료진, 최상의 의료 시스템으로
따뜻한 위로를 건네다

병원은 수많은 사연이 모이는 곳이다. 건강이 나빠졌거나 생명에 위협을 느낄 때 마음은 나약해진다. 가장 필요한 건, 믿음직

스러운 의료진과 빠르고 정확한 치료다.

　성지병원은 실력 있는 의료진 구성과 최신형 장비 도입을 최우선으로 한다. 신뢰와 실력이야말로 힘든 시기를 지나고 있는 환자와 보호자의 마음까지 보듬는 가장 따뜻한 위로, 최고의 치료라는 믿음 때문이다.

치열하게, 하지만 부드럽고 겸손하게
정성, 신뢰, 봉사

　성지병원을 찾는 환자와 보호자들이 가장 많이 언급하는 건 직원들의 탁월한 서비스 정신이다. 정기 교육을 통해 정성, 신뢰, 봉사라는 사훈과 철학을 공유하면서 환자와 보호자의 편의에 최선을 다한 덕분이다. 감동을 주는 성지병원은 모든 직원이 함께 만든 결과다.

우수 인력의 자부심과 순수한 열정

　일류 병원의 핵심 요소이자 가장 큰 경쟁력은 사람, 우수한 인적자원, 의료진과 인력이다. 대한민국 최고의 실력 있는 의료진과 행정, 서비스 인력을 영입하는 데 힘쓰는 이유다.

　인재들이 자부심을 갖고 자신의 업무에 최선을 다할 수 있도록 직원들의 복지에도 힘을 쓰고 있다. 우수 인력의 자신감과 순수한 열정이 남다른 병원을 만들어가는 필수 조건이라고 생각하기 때문이다. 병원 구성원들의 자긍심이 환자와 보호자의 감동으로 이어지는 건 당연한 결과다.

지역과 상생하는 커뮤니티센터

지역사회의 중심에는 지역 병원이 자리하고 있다. 지역과 함께 협력하고 상생하는 것이 지역 병원의 역할이자 성공 비결이기도 하다. 무료 진료와 장학 사업, 후원 활동, 사회복지 활동 등 왕성한 사회공헌 활동에 앞장서는 이유다.

앞으로도 성지병원만이 할 수 있는 가치와 역할에 집중해 지역과 함께 나누고 협력하고 성장해갈 계획이다. 지역 의료 체계는 물론 지역사회 전체의 발전에 앞장서고자 한다.

성지병원의 내일, 지역의 랜드마크

모든 조직은 자연스럽게 세대교체를 겪는다. 최고의 의료진과 최첨단 인프라 구축을 통해 끊임없이 성장해온 성지병원은 또 다른 도약을 준비하고 있다. 인공지능과 첨단 IT 기술을 접목한 스마트 병원, 지역의 특성에 맞는 일상 케어 커뮤니티센터를 실현하는 일이다.

아플 때 가장 먼저 찾고 싶은 병원, 누구나 찾아오고 싶은 병원, 진료가 없어도 찾아올 수 있는 지역의 커뮤니티센터, 랜드마크를 만들어가는 게 최종 목표다.

'신뢰받는 병원'이라는
독보적인 브랜드로 통하는 그날까지
최고, 최상, 최선을 향한 힘찬 도전은 계속될 것이다

성지병원 주요 연혁

설립기(2001~2009년)

2001년

7월
법인 설립

8월
의료기관 개설 허가
응급의료기관 지정
개원(허가 병상 99병상)

12월
병실 증설(허가 병상 158병상)

2002년

1월
PACS(의료영상저장전달 정보시스템) 도입

12월

러시아 고려인 3.5세 '고관절접합술' 무료 수술

2003년

5월

병실 증설(허가 병상 171병상)

7월

서비스품질 우수병원 인증 획득(산업자원부)

12월

불우이웃돕기 바자회

2004년

3월

종합검진센터 개설

4월

제1회 보건복지부장관상 수상(사회봉사 부문)

6월

캄보디아, 베트남 해외 의료지원단 파견

11월

중국 학생 '유방종양 적출술' 무료 시행

12월

중국 교포 '유방종양 적출술' 무료 수술

중국대사관 장흠 총영사 성지병원 방문

2005년 -

9월

OCS(처방전달시스템)도입

병실 증설(허가 병상 176병상)

12월

저소득 장애인 '추간판 탈출증' 무료 수술

불우이웃돕기 바자회 및 음악회

2006년 -

6월

원주세무서장 표창(납세자의 날)

12월

불우이웃돕기 바자회

2007년 -

4월

병상 변경(허가 병상 170병상)

5월
근로자의 날 외국인 근로자 무료 진료
장애인 무료 진료

6월
척추관절운동센터 개소

10월
파키스탄 거주 고려인(김클라라) '추간판 탈출증' 무료 수술

2008년 -

4월
병원 1차 증축공사 완료

7월
결식아동 50여 명 초청 행사

12월
영상 EMR시스템 도입
무료 급식소, 공부방 운영
(저소득층 및 결손가정 아동 20여 명)

2009년 -

7월
사할린 동포 무료 건강검진
새터민(탈북자) 무료 진료 협약(성지병원-원주경찰서)

9월

한국서비스품질우수기업인증획득(제09-30호)

인증범위(KSIC): Q86102(일반병원)

10월

연세대학교 원주의과대학 원주기독병원 협력병원 협약

12월

2009 헬스케어 봉사대상 수상

(농협강원지역본부, 강원도민일보사 공동)

연말연시 불우이웃돕기

(심향영육아원, 천사들의 집, 성애원, 원주아동센터)

도약기(2010년~현재)

2010년 -

2월

주차타워 완공 및 병원 2차 증축 착공식

4월

웰니스 의료관광 공동추진 협약(원주시)

5월

문진수 병원장 해외(미얀마) 무료 진료 봉사

11월
꿈나눔 장학금 지급

12월
병원 2층 증축공사 완공(허가 병상 306병상)
연말연시 불우이웃돕기
(심향영육아원, 천사들의 집, 성애원, 원주아동센터)

2011년

4월
신경외과 개설(뇌 전문센터)
캄보디아, 베트남 1차 해외 의료봉사

5월
캄보디아, 베트남 2차 해외 의료봉사

6월
서울아산병원 협력병원 협약

9월
캄보디아 3차 해외 의료봉사

10월
캄보디아 시엠립 의료지원 협약
캄보디아 4차 해외 의료봉사

11월
비수술 척추·관절센터 개소

12월

영상의학센터 증축 및 최첨단 MRI 추가 도입

2012년

3월

캄보디아 5차 해외 의료봉사

제40회 보건의 날 국무총리 표창 수상

5월

캄보디아 6차 해외 의료봉사

6월

북한이탈주민 무료 건강검진

10월

캄보디아 7차 의료봉사단 파견

허가 병상 변경(허가 병상 299병상)

12월

제50주년 소방의 날 표창장 수상

연말 사랑의 줄잇기 바자회 개최

연말연시 불우이웃돕기

(심향영유아원, 천사들의 집, 성애원, 원주아동센터)

2013년

6월

문진수 병원장 아프리카 무료 의료봉사
서울아산병원 협력병원 감사패 수상

7월

천사들의 집, 원주아동센터, 심향영육아원, 성애원 봉사활동
봉사활동 후 식사(삼계탕) 제공

12월

천사운동 1,004만 원 기부(원주시청)
불우이웃돕기 바자회 개최
시설 위문 방문 및 위문품 전달

2014년

1월

카톨릭대학교 서울성모병원 의료협약

3월

원주세무서 납세자의 날 표창장 수상
탈북민 효 나눔 무료 건강검진 및 격려 오찬

4월

대한노인회원주시지회 감사패 수상
필리핀 보홀 1차 의료봉사단 파견

6월

탄자니아 음베야 희망우물 1호 현판식 및 의료봉사

9월

필리핀 보홀 2차 의료봉사단 파견

10월

탈북민 효 나눔 무료 건강검진 시행

제69주년 경찰의 날 기념 행정안전부장관 감사장 수상

11월

제52주년 소방의 날 행정안전부장관상 수상

12월

사회공헌장 수상(원주시)

사랑의 연탄 나눔 봉사

연말 사랑의 줄잇기 바자회 개최

연말연시 시설 방문 및 위문품 전달

(심향영유아원, 천사들의 집, 성애원, 원주아동센터)

2015년 -

2월

치과센터 개소

4월

(사)대한종합건강 관리학회 우수검진기관 인증

북한이탈주민 건강검진

7월
아프리카 음파파 의료봉사 및 희망우물 2호 완공

9월
친환경 병원 선포식

10월
(재)대한소화기내시경연구재단 우수내시경실 인증
대한소화기내시경학회 우수내시경실 인증
국민건강보험공단 '사랑 실은 건강천사' 의료봉사

12월
밥상공동체 급식 봉사
연말연시 불우이웃돕기
(심향영유아원, 천사들의 집, 성애원, 원주아동센터)

2016년

4월
필리핀 5차 해외의료지원단 파견

5월
독거노인, 저소득층 주민 대상 '사랑 실은 건강천사' 의료봉사

6월
필리핀 6차 해외의료지원단 파견
국민건강보험공단 감사패 수상

7월
아프리카 잔지바르 의료봉사 및 희망우물 제3호 완공

9월
영서 지역 최초 MSCT도입

12월
사랑의 줄잇기 바자회(수익금 1,300만 원 기탁)
성지의료재단 이사장 국세청 감사패 수상

2017년

4월
간호간병통합서비스 병동 개소

5월
탈북민 무료 건강검진

6월
베트남 후엔 호아 의료봉사단 파견

7월
탄자니아 해외 의료봉사

12월
사랑의 줄잇기 바자회 개최
바자회 수익금 전달(원주 지역 아동복지시설 4곳)

2018년

5월
탈북민 무료 건강검진

9월
강원특별자치도 최초 인공관절 로봇 수술 'T-solution' 도입
탄자니아 의료봉사단 파견

12월
사랑의 줄잇기 바자회 개최
바자회 수익금 전달(원주 지역 아동복지시설 4곳)

2019년

1월
3D 전문임플란트·교정센터 개소

4월
성지의료재단 이사장 대통령 표창 수상
라오스 1차 해외 의료봉사

7월
라오스 2차 해외 의료봉사

11월
간호간병통합서비스 A등급 획득

12월

사랑의 줄잇기 바자회 개최

치과센터 전문수술실(수면, 디지털, 스피드) 개소

바자회 수익금 전달(원주 지역 아동복지시설 4곳)

2020년

3월

보건복지부 '국민안심병원' 지정

10월

제75주년 경찰의 날 기념 행정안전부장관 표창 수상

11월

노인 의료 나눔 서비스 대상 보건복지부장관 표창 수상

12월

연말 이웃 사랑 나눔 캠페인 물품 전달

2021년

4월

AI 판독 시스템 도입

상담서비스라운지 개소

8월

코로나 백신접종센터 개소

10월

2021년 시민서로돕기 보건복지부장관상 표창 수상

12월

환자용 모바일 앱 개발 및 서비스 개시

2022년

4월

호흡기전담클리닉 코로나 재택 외래치료센터 개소

6월

강원특별자치도청 코로나19 대응 유공 포상 개인 및 기관 수여

10월

강원특별자치도 최초 'AI영상센터 및 로봇 인공관절센터' 구축
인공관절수술 로봇 '스트라이커 마코' 도입
강원경찰 장학회 2,000만 원 후원

12월

허가 병상 변경(허가 병상 258병상)

2023년

1월

아동복지시설 1,000만 원 상당의 위문품 전달(원주 지역 4곳)

3월

제1회 유공납세자 인증패 수여(강원특별자치도지사)

4월

메디컬헬스케어 대상 로봇 인공관절수술 부문 대상 수상

5월

신촌세브란스, 서울대학교병원 의료협약

암케어(요양)병동 개소(전담 병동 1, 2인실 및 간호간병통합서비스 병동)

고주파온열암치료실 개소(2023년형 최신 고주파온열암치료기 '온코써미아' 도입)

최신 고압산소치료기 도입

7월

제3회 보건복지부장관상 사회공헌 부문 수상

2023 한국 최고의 경영대상 사회적가치 부문 대상 수상

강원특별자치도 최초 관절·척추 로봇 수술센터 개소

인공관절 수술 로봇 'CUVIS-spine' 도입